Angela Nicotra · Theresa Köbe · Miranka Wirth

REMIND
Music – Movement – Mind

Ein Programm und Übungsmanual
zur Gesundheitsförderung im Alter
und Vorbeugung von Demenz

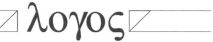

Bibliografische Information der Deutschen Nationalbibliothek

Die Deutsche Nationalbibliothek verzeichnet diese Publikation in der Deutschen Nationalbibliografie; detaillierte bibliografische Daten sind im Internet über http://dnb.d-nb.de abrufbar.

Die Autorinnen

Angela Nicotra, Tanz- und Bewegungstherapeutin, Nicadanza, Berlin

Dr. rer. medic. Theresa Köbe, Biologin und Neurowissenschaftlerin, Deutschen Zentrum für Luft- und Raumfahrt e.V. Projektträger (DLR-PT), Berlin

Dr. habil. Dipl.-Psych. Miranka Wirth, Psychologin und Neurowissenschaftlerin, Deutsches Zentrum für Neurodegenerative Erkrankungen e.V. (DZNE), Dresden

Gefördert durch:

Deutsche Demenzhilfe – DZNE-Stiftung für Forschung und Innovation (https://www.deutsche-demenzhilfe.com/), Deutsches Zentrum für Neurodegenerative Erkrankungen e.V. (DZNE)

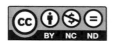
Der Text auf der Rückseite des Buches wurde in Kooperation mit Prof. Dr. med. Gerd Kempermann, Sprecher des Dresdner Standorts des Deutschen Zentrums für Neurodegenerative Erkrankungen (DZNE) und Professor am CRTD, dem Forschungszentrum für Regenerative Therapien an der Technischen Universität Dresden, erstellt.

Satz: Florian Hawemann (satz+layout, Berlin)

ISBN 978-3-8325-5504-7

Logos Verlag Berlin GmbH
Georg-Knorr-Str. 4, Geb. 10
D-12681 Berlin
Tel.: +49 (0)30 42 85 10 90
Fax: +49 (0)30 42 85 10 92
INTERNET: http://www.logos-verlag.de

Zusammenfassung

REMIND („*An Environmental Enrichment Intervention to Prevent Dementia*") ist ein innovatives und wissenschaftlich fundiertes Trainingsprogramm zur Gesundheits-förderung im Alter und zur Vorbeugung von Demenz. In dem Programm werden ge-zielte Übungen eingesetzt, die aus den drei Kernkomponenten Musik (engl. *Music*), Bewegung (engl. *Movement*) und mentale Aktivität (engl. *Mind*) bestehen. *REMIND* nutzt Elemente der Tanz-/Bewegungstherapie und der Tangolehre *Sistema Dinzel*©, um bewusst erlebte Bewegungen zur Musik mit Achtsamkeitsübungen (sog. *Mind-fulness*) zu verbinden.

REMIND ist ein ganzheitliches Trainingsprogramm, was der Aktivierung und Re-generierung von Körper, Gehirn und Geist dient. Es richtet sich speziell an ältere Menschen, die ein erhöhtes Risiko haben, an Demenz zu erkranken. Ziel ist es, der Entwicklung und/oder dem Fortschreiten von Demenz in einem frühen Stadium entgegenzuwirken. *REMIND* kann integrativ und örtlich flexibel eingesetzt werden und ist an die individuellen Bedürfnisse anpassbar. Somit bietet unser Programm ein niedrigschwelliges Präventions- und Interventionsinstrument, das die Ziel-gruppen breit erreichen und das Gesundheitssystem nachhaltig entlasten kann.

REMIND zielt darauf ab, die Gehirn-Resilienz, das heißt die Widerstandsfähigkeit des Gehirns im Alter und bei einsetzender Demenz, wirksam und nachhaltig zu stärken. Die Kernkomponenten „*Music, Movement und Mind*" erzeugen multimodale – motorische, kognitive, sensorische, emotionale und soziale – Anregungen (sog. Stimulationen), die gleichzeitig (sog. simultan) erlebt und integriert werden. Der „Achtsamkeits"-Aspekt des Programms schult die Wahrnehmung der inneren und äußeren Umgebung und die Empathie, um mit sich selbst und anderen in Ver-bindung treten zu können. *REMIND* ermöglicht positive Lernerfahrungen, kreative Freiräume und stärkt das Selbstvertrauen in die eigenen Fähigkeiten.

Durch die simultane Kombination von Stimulationen und Aktionen ist *REMIND* be-sonders gut geeignet, die natürliche Plastizität (sog. Formbarkeit und Veränderbar-keit) des Gehirns zu fördern, indem es neuronale Netzwerke spezialisierter Hirn-regionen anregt und die funktionelle Kommunikation (sog. Konnektivität) zwischen diesen Regionen verstärkt. Dadurch sollen die Ressourcen des Gehirns bei älteren

Menschen aktiviert und regeneriert werden. Die Teilnehmenden profitieren von den vielfältigen Sinneserfahrungen und trainieren gleichzeitig ihre kognitiven, motorischen und psychosozialen Fähigkeiten. *REMIND* fördert somit die mentale Fitness, das Wohlbefinden und die aktive Teilhabe am sozialen Leben.

Wem nützt das Manual? Das vorliegende Übungsmanual wurde als Leitfaden für das *REMIND*-Programm verfasst. Dieses Handbuch dient dazu, Interessenten über das ganzheitliche Trainingskonzept zu informieren. Es soll zudem bei der Vorbereitung und Durchführung des Programms behilflich sein und in Verbindung mit der Ausbildung zur *REMIND* Übungsleiterin und zum *REMIND* Übungsleiter verwendet werden.

Abstract

REMIND (*"An Environmental Enrichment Intervention to Prevent Dementia"*) is an innovative and scientifically-informed training program for health promotion in older age and the prevention of dementia. Several modes of training are employed simultaneously throughout the program, consisting of three core components: *Music, Movement, and Mind*. *REMIND* integrates elements of Dance Movement Therapy (DMT) and Tango *Sistema Dinzel*© to connect movement to music with mindfulness practices.

REMIND is a holistic training program, engaging the brain, the mind and the body, for older adults, who are at increased risk of developing dementia. The aim is to prevent the development and/or progression of dementia at an early stage. *REMIND* can be used as an integrative and flexible tool and is adaptable to individual needs. Thus, our program provides a low-threshold prevention and intervention tool, able to reach the target group easily, and alleviate the burden placed by dementia on the health care system.

REMIND aims to make the brain more resilient to the onset of dementia, i.e., to strengthen the brain's ability to withstand aging and the onset of dementia. The core components of *Music, Movement, and Mind* include multimodal – motor, cognitive, sensory, emotional, and social – stimulations, all of which are experienced and integrated simultaneously. The "mindfulness" aspect of our program enhances awareness for both the inner and outer environment. Empathy is strengthened to connect with self and others. *REMIND* enables positive learning experiences, creative freedom, and promotes self-confidence in one's own abilities.

Through the instant combination of stimulations and actions, *REMIND* is well placed to recruit the natural plasticity of the brain by stimulating neural networks involving specialized brain regions and strengthening functional communication (so-called connectivity) between these regions. This in turn is hoped to best recruit and increase resources of the brain in older adults. As a result, participants benefit from the variety of motor-sensory experiences, while improving their cognitive, motor and psychosocial skills. *REMIND* thus promotes mental fitness, well-being and active participation in social life.

Who will benefit from this manual? This training manual was written as a guide for those wanting to implement the *REMIND* program. The manual is intended to inform the interested audience about the holistic training concept. It is also intended to facilitate the preparation and implementation of the training program, and should be used in conjunction with the instructed training to become a *REMIND* facilitator.

Inhaltsverzeichnis

Geleitwort

Ich freue mich sehr, das Geleitwort zum *REMIND*-Programm, einem Übungsmanual zur Gesundheitsförderung im Alter und Vorbeugung von Demenz, schreiben zu können. Die hierin dargelegte ganzheitliche Therapieform mittels der drei Kernkomponenten *„Music, Movement und Mind"* ist ein zentraler Baustein in der Demenzprävention. Sie gibt Menschen einen sicheren Beziehungs- und Interaktionsraum in einer künstlerisch durch Musik, Tanz und Achtsamkeit angereicherten Umgebung.

REMIND verbindet in einem achtsamkeitsbasierten Ansatz Bewegungen zur Musik mit Freude an der Individual- und Partnerarbeit. Die vielfältigen Übungen verfolgen das Ziel auf ganzheitliche Weise die empfundene Leib-Seele Einheit, die Beziehung zur Bewegungspartnerin und zum Bewegungspartner, sowie die Ressourcen des Gehirns zu stärken. Die Manualisierung des Übungsprogramms ist ein wichtiger Schritt für die wissenschaftliche Untersuchung seiner Effektivität und die praktische Anwendung des Übungsprogramms.

Auf der Basis des großen Engagements der Autoren- und Forschungsgruppe wird derzeit eine Studie am DZNE Dresden durchgeführt. Hierbei kommt das *REMIND*-Programm zum Einsatz, um systematisch zu prüfen, ob und wie die Intervention zur kognitiven, psychosozialen und körperlichen Gesundheit bei älteren Menschen beiträgt. *REMIND* wird in einer Online-Anwendung untersucht, denn digitale Interventionen sind für vulnerable Gruppen seit Beginn der Corona-Pandemie zu einer sicheren Alternative zu vor-Ort Angeboten geworden. Die Weltgesundheitsorganisation (WHO) begleitet diese Studie im Rahmen einer wissenschaftlichen Zusammenarbeit mit dem Forschungsinstitut für Künstlerische Therapien RIArT an der Alanus Hochschule in Alfter bei Bonn als Kooperationspartner des DZNE Dresden.

In Zeiten der evidenzbasierten Medizin ist ein bedeutsames Qualitätskriterium für Therapien, dass die Interventionen in manualisierter Version vorliegen, um die Replizierbarkeit und die Qualität von Studien zu sichern. Gleichzeitig muss ein Manual im künstlerischen Bereich genügend Freiraum lassen, um das individuelle Therapiegeschehen und die für die Patienten auch spontan aufkommenden bedeutsamen Themen von den TherapeutInnen in kreativer Form aufgreifbar zu machen. Die Berücksichtigung beider Qualitätskriterien sind im *REMIND*-Programm und Übungsmanual auf anschauliche Weise gelungen.

Die Verwendung der Künste, wie Tanz und Musik, in der Behandlung und Vorbeugung neurodegenerativer Erkrankungen insbesondere im Bereich der Demenz hat in den letzten Jahren an wissenschaftlicher Bedeutsamkeit gewonnen. Eine bemerkenswerte Studie von Rainbow Ho (2020) zeigte, dass Tanz-/Bewegungstherapie bei Menschen mit milder Demenz die Depression, die Einsamkeit und die negative Stimmung reduzierte, das tägliche Funktionieren im Alltag verbesserte und das Stresshormon Cortisol senkte. Diese Verbesserungen blieben in einem Folgetest nach einem Jahr bestehen. Bei der Kontrollgruppe, die nur ein in der Intensität identisches Bewegungsprogramm erhielt, fanden die Autoren hingegen keine signifikanten Verbesserungen. Es sind also die spezifischen Faktoren des ganzheitlichen kunst-, musik- und tanzbasierten Programms, die hier wirksam sind.

Andere Studien zeigen ferner, dass der gezielte Einsatz von Musik im Rahmen einer therapeutischen Anwendung die kognitiven Funktionen, die Lebensqualität und die Langzeitdepression verbessern kann (Moreno-Morales et al., 2020).

Das Vorliegen dieses Manuals ist ein bedeutsamer Meilenstein in der ganzheitlichen Behandlung von älteren Erwachsenen, die ein erhöhtes Risiko haben, an einer Demenz zu erkranken oder sich in einem frühen Stadium der Demenz befinden. Es würde mich sehr freuen, wenn die Autorinnen, nicht zuletzt aufgrund der fachlich fundierten Ausarbeitung sowie der verständlichen und mitreißenden Sprache, mit diesem Manual die TherapeutInnen – national und global – begeistern könnten, um die hier ausdifferenzierte Therapieform auf eine breite Anwendungsbasis zum Wohle der älteren Menschen zu stellen.

Prof. Dr. phil. habil. Sabine C. Koch

Professorin für Empirische Forschung in den Künstlerischen Therapien (RIArT, Alanus Hochschule) und Professorin für Tanz und Bewegungstherapie (SRH Hochschule Heidelberg)

Alfter und Heidelberg im April 2022

Referenzen

Ho, R. T., Fong, T. C., Chan, W. C., Kwan, J. S., Chiu, P. K., Yau, J. C. und Lam, L. C. (2020). Psychophysiological effects of dance movement therapy and physical exercise on older adults with mild dementia: a randomized controlled trial. The Journals of Gerontology. 75(3), 560–570.

Moreno-Morales, C., Calero, R., Moreno-Morales, P. und Pintado, C. (2020). Music Therapy in the Treatment of Dementia: A Systematic Review and Meta-Analysis. Frontiers in Medicine. 7, 160.

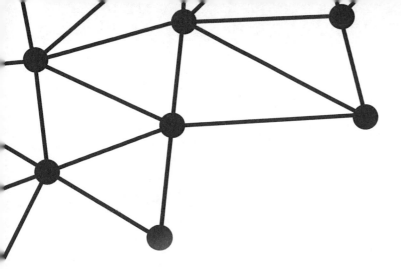

Kapitel 1

Einleitung

Was Dich erwartet

- ♦ Einführung in das REMIND-Manual
  - ○ Aufbau und Ziele des Manuals
  - ○ Ein Wort zu den Autorinnen
  - ○ Was erwartet dich als ÜbungsleiterIn?

"Es ist unglaublich, wie viel Kraft die Seele
dem Körper zu leihen vermag."

– Wilhelm von Humboldt –

Liebe/r ÜbungsleiterIn,

Wir freuen uns, dass du dich für das *REMIND*-Programm zur Vorbeugung und frühzeitigen Behandlung neurodegenerativer Erkrankungen, insbesondere der Demenzerkrankungen, interessierst und ÜbungsleiterIn im Programm werden möchtest. Wir heißen dich auf deiner Reise herzlich willkommen!

1.1 Ziel und Struktur des Manuals

Das vor dir liegende Manual stellt einen Leitfaden zum ganzheitlich angelegten Präventions- und Interventionsprogramm *REMIND* (*An Environmental Enrichment Intervention to Prevent Dementia*) dar. Dieses spezielle Übungsprogramm wurde von Wissenschaftlerinnen der Forschungsgruppe „Gehirn und Resilienz", geleitet von Dr. Miranka Wirth am Deutschen Zentrum für Neurodegenerative Erkrankungen e. V. (DZNE), Standort Dresden, in enger Zusammenarbeit mit der Tanz- und Bewegungstherapeutin Angela Nicotra entwickelt.

Das *REMIND*-Programm basiert auf einem simultanen multimodalen Trainingsansatz, zur ganzheitlichen Förderung der Gesundheit im Alter, um dem Entwicklungsprozess einer Demenzerkrankung frühzeitig und effektiv entgegenzuwirken. Unser Übungsprogramm verbindet erstmalig aktuelle Forschungserkenntnisse der Neurowissenschaften und Psychologie mit der Tanz- und Bewegungstherapie (engl. *Dance Movement Therapy*, DMT) sowie der Tangolehre *Sistema Dinzel*© [1]. Dieses innovative Trainingskonzept von *REMIND* wird im Laufe des Manuals genauer vorgestellt. Das vorliegende Manual ist ein Hilfsmittel und Werkzeug für deine Ausbildung und die anschließende Umsetzung des *REMIND*-Programms in der Praxis. Es soll dich unterstützen und dir als Arbeitsgrundlage für die Planung und Durchführung der Übungsstunden dienen. Das Manual ist in folgende Kapitel unterteilt:

Kapitel 1 umreißt die Ziele sowie die grobe Struktur des Manuals und stellt die Autorinnen, deren Erfahrungen und Intentionen vor.

Kapitel 2 präsentiert das *REMIND*-Programm mit seinen wissenschaftlichen Inhalten Zielen und Kernkomponenten.

Kapitel 3 bespricht die theoretischen Grundlagen des *REMIND*-Programms.

Kapitel 4 widmet sich detailliert der praktischen Gestaltung und Anwendung des *REMIND*-Programms.

Kapitel 5 beinhaltet praktische Tipps und Tricks, die eventuelle didaktische Fragen klären sollen.

In den **Kapiteln 6** und **7** bekommst du eine Übersicht zu den wichtigsten Begriffen und weiterführender Literatur. An dieser Stelle möchten wir zudem allen KooperationspartnerInnen und UnterstützerInnen des *REMIND*-Programms danken.

1.2 Über die Autorinnen

1.2.1 Die Tanz- und Bewegungstherapeutin Angela Nicotra

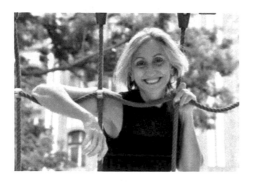

Angela Nicotra, geboren in Sizilien, hat in Bologna ihr Studium der Theaterwissenschaft und Theaterpädagogik abgeschlossen. Sie integriert in ihrer Arbeit verschiedene Disziplinen und Tanzrichtungen.

In Berlin bildete sie sich als Heilpraktikerin für Psychotherapie sowie als Gestalt- und Tanztherapeutin (BTD e. V.) weiter. Seit 2006 arbeitet Angela Nicotra therapeutisch in verschiedenen Einrichtungen und seit 2013 in eigenen Räumlichkeiten (Nicadanza). Zu ihren zentralen Erfahrungen gehört auch die Leitung von Bewegungs- und Theaterpädagogik im forensischen Bereich. 2008/2009 kam sie mit dem Tango in Buenos Aires in Berührung. Hier begegnete sie Rodolfo Dinzel und entwickelte und vertiefte mit ihm einen Ansatz, der die therapeutische Wirkung des Tangos nutzt. Die Begegnung mit dem Maestro und dem *Sistema Dinzel*© verwandelte ihr Leben und ihre Arbeit und öffnete einen ganz persönlichen Weg. Ihr Buch „Im Kontakt mit der Realität" widmet sich der therapeutischen Wirkung des Tangos, basierend auf Tanz- und Bewegungstherapie und dem *Sistema Dinzel*© [1].

Angela Nicotra arbeitet eng mit WissenschaftlerInnen zusammen. Seit Oktober 2018 wirkt sie als Ausbilderin im Forschungsprojekt „La Caravan de la memoire" mit, das die Wirkung des Tangos auf PatientInnen mit einer Alzheimer-Erkrankung erforscht und von NeurowissenschaftlerInnen der Universität von Bourgogne geleitet und von der Dokumentaristin Anne Bramard-Blagny begleitet wird.

Über sich selbst schreibt sie: „Meine Methode hat kein Copyright, weil sie immer in Entwicklung ist. Ich versuche, jeden Menschen in seiner Entwicklung zu unterstützen. Ich mag das Wort Integration, um meine Arbeit zu definieren. Bewegung gehört zu meiner Lebensweise."

1.2.2 Die Psychologin und Neurowissenschaftlerin Miranka Wirth

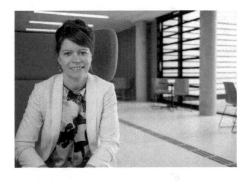

Dr. Miranka Wirth ist habilitierte Psychologin und Neurowissenschaftlerin. Seit 2019 leitet sie die Arbeitsgruppe „Gehirn und Resilienz" am DZNE in Dresden.

Sie studierte Psychologie an der Humboldt-Universität zu Berlin gefördert von der Studienstiftung des deutschen Volkes. Bereits während ihres Studiums und später in ihrer Doktorarbeit an der Universitätsklinik für Psychiatrie in Bern spezialisierte sie sich auf die Erforschung und wirksame Besserung kognitiver Funktionen. Nach ihrer Promotion 2007 arbeitete Miranka Wirth am renommierten Helen Wills Neuroscience Center der University of California (UC), Berkeley, USA. Weitere Forschungsaufenthalte am CYCERON Neuroimaging Center, Caen, Frankreich, und am NeuroCure Clinical Research Center (NCRC) der Charité – Universitätsmedizin Berlin folgten. In dieser fruchtreichen interdisziplinären Zusammenarbeit widmete sie sich der Erforschung frühzeitiger krankhafter Prozesse im Gehirn, wie sie bei der Alzheimer-Krankheit auftreten, und der Untersuchung von Risiko- und Schutzfaktoren dieser demenziellen Erkrankung. Im Jahr 2018 habilitierte Miranka Wirth im Fach Psychologie.

Der aktuelle Forschungsschwerpunkt von Miranka Wirth liegt auf der Erforschung gesunder Lebensstilfaktoren sowie einer frühzeitigen Förderung der Widerstandsfähigkeit (sog. Resilienz) des Gehirns älterer Menschen gegenüber neurodegenerativen Erkrankungen, wie der Alzheimer-Krankheit. Ein bedeutendes Ziel ihrer wissenschaftlichen Arbeit besteht darin, wirksame präventive und therapeutisch Maßnahmen zu entwickeln, welche die Plastizität und Regeneration des Gehirns

bis ins hohe Alter anregen, um der Entstehung von Demenzerkrankungen vorzubeugen. In ihren Forschungsarbeiten konnte sie zeigen, dass lebenslange kognitive
Aktivität und intakte funktionelle Verknüpfungen in Gehirn-Netzwerken schützende Faktoren darstellen, welche die geistige Leistungsfähigkeit im hohen Lebensalter erhalten können [2–4].

Über sich selbst schreibt sie: „Es interessiert mich herauszufinden, was jeder einzelne
Mensch tun kann, um die eigene Gesundheit im Alter zu erhalten oder zu ver-
bessern. Dabei geht es mir darum, geeignete Wege aufzuzeigen, um in Würde,
Sinnhaftigkeit und Wohlbefinden bis ins hohe Alter leben und wirken zu können."

1.2.3 Die Neurobiologin Theresa Köbe

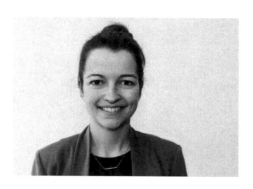

Dr. Theresa Köbe studierte Biologie an der
Friedrich-Schiller-Universität in Jena, wo
sie ihre Leidenschaft für die Neurowissenschaft entdeckte.

Die während des Studiums angeeigneten
biomedizinischen und molekularbiologi-
schen Techniken wandte sie zunächst auf
dem Forschungsgebiet der embryonalen
Entwicklung der Großhirnrinde (sog. Neo-
kortex) an. Mit ihrer anschließenden Promotion in der Neurologie und am NCRC
der Charité – Universitätsmedizin Berlin begann sie, sich dem anderen Ende der
menschlichen Lebensspanne zu widmen. Ihre Interessens- und Arbeitsschwer-
punkte umfassten die Erforschung eines gesunden kognitiven Alterns sowie die
Entwicklung von Strategien gegen eine beginnende Alzheimer-Erkrankung. Anhand
randomisiert-kontrollierter Interventionsstudien untersuchte sie die Wirksamkeit
verschiedener nicht pharmakologischer und lebensstilbezogener Präventions- und
Therapieansätze für ältere Menschen mit leichten kognitiven Einschränkungen [5, 6].

Um ein besseres Verständnis der zugrundeliegenden Risikofaktoren und deren Ein-
flusses auf die Hirnintegrität, mentale Stabilität und Kognition der Menschen zu
erlangen, ging sie mit einem Forschungsstipendium der Deutschen Forschungs-
gemeinschaft (DFG) für zwei Jahre an die McGill University in Montreal, Kanada. Zurück in Deutschland, als wissenschaftliche Mitarbeiterin am DZNE Dresden, nutzte
sie die dort erarbeiteten Erkenntnisse, um in Zusammenarbeit mit der Arbeitsgruppe
„Gehirn und Resilienz" neue Ansätze in der frühzeitigen Intervention und Prävention
der Alzheimer-Krankheit zu entwickeln. Theresa Köbe teilt ihre wissenschaftlichen

Erkenntnisse in nationalen und internationalen Fachzeitschriften und Fachbüchern. Als wissenschaftliche Referentin ist sie seit 2021 im Gesundheitsforschungsmanagement sowie der Strategie- und Konzeptentwicklung in der Wissenschaft beim Projektträger des Deutschen Zentrums für Luft- und Raumfahrt (DLR) e. V. tätig.

Über sich selbst schreibt sie: „Mich fasziniert, wie jeder Mensch selbst, durch eigenes Handeln und durch wohltuende Interaktion mit seiner Umgebung, innere Kräfte mobilisieren und Widerstandsfähigkeit aufbauen kann, um seinen *Körper,* sein Gehirn und seinen Geist gesund zu halten. Dies sollte meiner Meinung nach mehr gefördert werden und zwar bis ins hohe Alter."

1.3 An wen richtet sich das Manual?

Dieses Manual und die damit verbundene Ausbildung zum/r *REMIND*-ÜbungsleiterIn richtet sich an all diejenigen, die interessiert sind an Bewegungstherapie, Psychotherapie, ganzheitlichen Gesundheitsansätzen und Gruppenanleitung. Es ist keine spezifische TrainerInnen-, TherapeutInnen- oder ähnliche Fachausbildung notwendig, da das Programm nur in Verbindung mit der Ausbildung zum/r *REMIND*-ÜbungsleiterIn durchgeführt werden soll. Vorerfahrungen im soziokulturellen Bereich (wie Tanz, Bewegung, Achtsamkeit und Musik) und/oder in der Unterrichtsführung sind jedoch von Vorteil.

Besonders wichtig ist es, aufgeschlossen zu sein und Neugierde mitzubringen, um sich mit dem Thema umfassend auseinanderzusetzen. Das Übungsprogramm stellt einen kreativen Prozess dar, der einerseits Struktur vorgibt und auf der anderen Seite von der individuellen Gestaltung der Übungsstunden lebt. Die Theorie und das Gelernte der Ausbildung sollen als Richtlinie und Inspiration für deine Ausführung und Ausgestaltung des Programms in der späteren Praxis dienen. Nicht zuletzt sollte dir der Umgang mit vordergründig älteren Menschen Freude bereiten, da die vertrauensvolle Interaktion mit dem/r ÜbungsleiterIn eine zentrale Rolle im *REMIND*-Programm darstellt.

1.4 Was erwartet dich als ÜbungsleiterIn?

Die Ausbildung zur/m *REMIND*-ÜbungsleiterIn basiert auf den Prinzipien der Tanz- und Bewegungstherapie [7], eines (psycho-)therapeutischen Verfahrens, das Bewegung und Tanz nutzt, um die körperliche, emotionale, kognitive und soziale Integration des Menschen zu fördern [8]. Die DMT arbeitet ressourcenorientiert und vertritt den Ansatz, dass sich jeder Mensch in einem geschützten Raum bewertungsfrei ausdrücken kann und eingeladen wird, immer wieder in Kontakt mit den eigenen Gefühlen und Empfindungen zu kommen. In Unterkapitel 3.1 wird das Konzept der DMT näher beschrieben. Die zweite Säule unseres Programms bilden der Tango und das *Sistema Dinzel*© [9–11] (siehe Unterkapitel 3.2). Letzteres ist eine offene Methode, die neben den pädagogischen Strukturen einen Weg zur Freiheit öffnet.

Des Weiteren widmen wir uns in der Ausbildung den Grundprinzipien der Bewegung: Technik, Motorik und Rhythmus, wobei die Bewegungslehre von Laban und Bartenieff als Grundlage der DMT eine zentrale Rolle spielt (siehe Abschnitte 3.1.2 und 3.1.3). Darüber hinaus beinhaltet die Ausbildung die Themen Kreativität und Improvisation sowie das Erlernen und Gestalten strukturierter Bewegungssequenzen in Einzel-, Partner- und Gruppenarbeit. Wiederholt in der Ausbildung vorkommende Themen sind Technik, Verbindung und Freiheit. Technik wird hier im Sinne von Übungen und einfachen choreografischen Strukturen verstanden. Zu den Verbindungen gehören die emotionale Ebene und die Übung der Empathie durch Kommunikation, Kontakt und Wahrnehmung. Die Freiheit kommt aus der Entwicklung der Kreativität und der Improvisation.

Die Ausbildung zum/r ÜbungsleiterIn wird durch Angela Nicotra (Nicadanza) durchgeführt und umfasst 60 Stunden. Während deiner praktischen Tätigkeit als ÜbungsleiterIn wird die Ausbildung für weitere 24 Stunden fortgeführt. Begleitendes Hilfsmittel ist der Übungskatalog, der dir einen breiten Überblick an Übungen liefert, die du für die Umsetzung deiner Ideen nutzen kannst. Du bekommst Inspirationen für die Realisierung des *REMIND*-Programms und der einzelnen Übungsstunden sowie nützliche Arbeitsblätter bzw. Protokolle, die dich bei der Vorbereitung der Übungseinheiten unterstützen sollen.

Zusätzlich zur Grundausbildung und parallel zu deiner Praxiserfahrung sollten zwei weitere Wochenendworkshops stattfinden. Nach den ersten zwei Monaten deiner absolvierten Übungsstunden werden deine eigene tanzpädagogische Praxis, die Entwicklung, mögliche Hindernisse und Überraschungen reflektiert. Zudem wird im Hinblick auf die Programmziele gemeinsam evaluiert, welche Methoden erfolgreich waren. Nach vier Monaten erfolgt eine weitere Reflexion mit Blick auf die Ergebnisse, den Umgang mit Feedback und den Abschluss des *REMIND*-Programms.

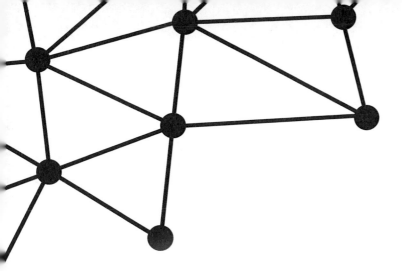

Kapitel 2

Das Konzept von REMIND: Wissenschaft bewegt

Was Dich erwartet

- ◆ Einführung in das REMIND-Programm
  - ○ Motivation und Intention
  - ○ Zielgruppen
  - ○ Konzept und Kernkomponenten

„Es kommt darauf an, den Körper mit der Seele
und die Seele durch den Körper zu heilen."

– Oscar Wilde –

In diesem Kapitel werden dir die wissenschaftlichen Hintergründe, die Motivation und die Ziele des *REMIND*-Programms nähergebracht. Dabei soll insbesondere die Ganzheitlichkeit des Trainingskonzepts vermittelt werden – ein für die Gestaltung der einzelnen Übungsstunden essenzieller Aspekt. Es wird verdeutlicht, warum das *REMIND*-Programm für die Prävention und frühe Intervention von Demenzerkrankungen besonders gut geeignet ist und welches Konzept und welche Kernkomponenten das Übungsprogramm beinhaltet.

2.1 Was ist das Ziel?

Das einleitende Zitat von Oscar Wilde beschreibt beeindruckend das Zusammenspiel von Körper und Seele („Psyche"), Gehirn und Geist im Hinblick auf Gesundheit – eine Interaktion, die zunehmend an Aufmerksamkeit gewinnt.

Angesichts des demografischen Wandels unserer Gesellschaft, in der altersbedingte Krankheiten zunehmen, lohnt sich ein Blick über den Tellerrand hinaus. Laut der Deutschen Alzheimer Gesellschaft e. V. lebten im Jahr 2020 rund 1,6 Millionen Menschen mit einer Demenzerkrankung in Deutschland [12]. Bis zum Jahr 2050 wird mit einem Anstieg auf bis zu 2,7 Millionen Betroffenen gerechnet. Andererseits fehlen effektive Therapieansätze und Behandlungsmethoden, was für die PatientInnen, für die Angehörigen und das Gesundheitssystem eine erhebliche Herausforderung darstellt [13]. Um dieser Problematik entgegentreten zu können, bedarf es wirksamer Maßnahmen zur Prävention und frühzeitigen Intervention.

Es ist wissenschaftlich sehr gut belegt, dass durch gesundheitsfördernde Lebensstilfaktoren und Trainingsprogramme die Gesundheit von Gehirn und Geist gefördert und somit einer Demenzerkrankung vorgebeugt werden kann [14, 15]. Vielversprechende Studien haben beispielsweise gezeigt, dass Lebensstilansätze, wie körperliche und geistige Aktivität sowie gesunde Ernährung, eine positive Wirkung auf das Gehirn und die kognitive Fähigkeiten im Alter haben [16–18]. Je nach Ansatz dieser lebensstilbasierten Interventionen werden oft nur einzelne schützende Prozesse (sog. Ressourcen) durch motorische, kognitive, sensorische oder soziale Übungen trainiert und aktiviert. Neuste wissenschaftliche Erkenntnisse legen jedoch die Bedeutsamkeit eines ganzheitlichen Trainingsansatzes nahe. Im Mittelpunkt dessen steht die ganzheitliche Betrachtung vom Körper und Psyche und die zentrale Steuerung dieser Prozesse über das Gehirn.

Aktuelle Untersuchungen rücken die Gesundheitsförderung durch soziokulturelle oder künstlerische Aktivitäten, wie Tanzen und Musizieren, in den Fokus [19]. Diese gelten als wichtige „Enhancer" der Neuroplastizität und stärken zudem die mentale Fitness und die Selbstwirksamkeit, das heißt das Vertrauen in die eigenen Fähigkeiten. Das belegen Ergebnisse einer umfassenden Übersichtsarbeit der Weltgesundheitsorganisation (WHO), die mehr als 900 Studien ausgewertet hat [19]. Regelmäßiges Tanzen und Musizieren wird mit einem niedrigeren Risiko, an einer Demenz zu erkranken, assoziiert [20–22]. Des Weiteren gelten ein positives Denkverhalten und erhöhte Achtsamkeit (engl. *mindfulness*) als essenziell für die zerebrale und mentale Gesundheit [23]. Gezielte Achtsamkeitsübungen reduzieren als eine Art des mentalen Trainings die psychischen Belastungen bei älteren Menschen mit einem erhöhten Risiko, an einer Demenz zu erkranken [17].

Die innovative Weiterentwicklung des *REMIND*-Programms besteht vor allem darin, dass verschiedene gesundheitsfördernde Aktivitäten geschickt verknüpft werden, um dadurch eine Reihe multimodaler Anregungen (sog. Stimulationen) gleichzeitig anzuregen und ganzheitlich zu trainieren. Motiviert wird dieses Trainingskonzept u. a. durch langjährige Tierstudien am DZNE Dresden. Diese konnten zeigen, dass eine multimodale, d. h. durch vielfältige motorische, sensorische und soziale Stimulationen „reizangereicherten Umgebung" (engl. *enriched environment*) die zerebrale Plastizität ankurbelt, den altersbedingten Verlust von Nervenzellen reduziert und kognitive sowie emotionale Fähigkeiten entscheidend verbessert [24, 25].

Auf diesen Befunden aufbauend besteht *REMIND* aus den drei Kernkomponenten „*Music, Movement* und *Mind*". Die gezielten Übungen dieser Kernkompomenten beinhalten multimodale – motorische, kognitive, sensorischen, emotionale und soziale – Stimulationen und schaffen somit für die Teilnehmenden eine angereicherte Lernumgebung mit vielfältigen Anregungen. Das übergeordnete Ziel dieses Übungsprogramms ist es, die Gehirnressourcen der Teilnehmenden in einer Vielzahl von Gehirnbereichen zu aktivieren und somit die individuelle Gehirn-Resilienz im Alter und bei einer einsetzenden Demenzerkrankung wirksam und nachhaltig zu stärken.

REMIND

Durch die Erzeugung einer „reizangereicherten Umgebung" und die damit verbundene Aktivierung multipler Gehirnressourcen soll *REMIND* den Aufbau von Gehirn-Resilienz stärken, um das Risiko eines geistigen Abbaus im Alter zu vermindern.

2.2 An wen richtet sich das Programm?

Der Indikationsbereich des *REMIND*-Programms umfasst die Prävention und frühe Intervention bei neurodegenerativen Erkrankungen, insbesondere bei Demenz. Bei dieser Gruppe von Erkrankungen werden Nervenzellen fortschreitend beschädigt oder sterben ab. Unser primäres Ziel ist es daher, älteren Menschen ein wirksames Übungsprogramm zur Gesundheitsförderung im Alter und zur Vorbeugung von Demenz anzubieten. Diese Zielstellung steht im Einklang mit der nationalen Demenzstrategie der Bundesregierung [26]. Das gesundheitsfördernde Potenzial lebensstilbasierter Maßnahmen wird in frühen Erkrankungsstadien als in besonderem Maß Erfolg versprechend angesehen [27].

REMIND ist breit angelegt, leicht zugänglich und in unterschiedlichen Zielgruppen einsetzbar. Die angesprochene Zielgruppe besteht vorrangig aus älteren Menschen mit und ohne Demenzerkrankung. Insbesondere richtet sich das Programm an diejenigen mit einem erhöhten Risiko für eine Demenzerkrankung, wie Personen mit subjektiven kognitiven Beeinträchtigungen oder enge Verwandte von PatientInnen mit Demenz. Auch pflegende Angehörige Demenzkranker können zur Personengruppe mit einem erhöhten Risiko gehören, das belegen wissenschaftliche Studien [28–30]. Des Weiteren ist unser Übungsprogramm für PatientInnen mit ersten klinischen Symptomen, wie objektiven leichten kognitiven Beeinträchtigungen (engl. *Mild Cognitive Impairment*, MCI) ausgelegt. Auf Besonderheiten im Umgang und in der Arbeit mit den Zielgruppen des *REMIND*-Programms wird im Manual später detailliert eingegangen (siehe Kapitel 5).

Um die Teilnahme derjenigen älteren Menschen zu ermöglichen, die wir erreichen möchten, hat das *REMIND*-Programm besondere Eigenschaften. Das Trainingskonzept ist (1) integrativ, denn es kann sowohl in der Gruppe als auch allein praktiziert werden, und (2) individuell, denn Übungsdauer und -intensität können an die persönlichen Bedürfnisse der Teilnehmenden angepasst werden. *REMIND* ist zudem (3) räumlich flexibel durchführbar, denn die Übungen sind ortsungebunden, können in den Alltag integriert und einfach praktiziert werden. Durch diese besonderen Eigenschaften soll eine breite Anwendbarkeit des Übungsprogramms ermöglicht werden.

REMIND

Mit der Etablierung von *REMIND* als ein wissenschaftlich fundiertes Präventions- und Interventionsprogramm soll langfristig die Salutogenese älterer Menschen gefördert, das Angebot von Freizeitzentren, Krankenkassen und Pflegeeinrichtungen erweitert und somit das Gesundheitssystem nachhaltig entlastet werden.

2.3 Was ist unser Konzept?

Das *REMIND*-Programm soll die gleichzeitige Aktivierung und Regenerierung von Körper, Gehirn und Geist ganzheitlich fördern. *REMIND* besteht daher aus den drei Kernkomponenten Musik *(Music)*, Bewegung *(Movement)* und mentale Aktivität *(Mind)*. Jede dieser Kernkomponenten hat eine wissenschaftlich erwiesene positive Wirkung auf die zerebrale und mentale Gesundheit. Das einzigartige Zusammenspiel der protektiven Kernkomponenten schafft besonders starke Anreize für die Formbarkeit des Gehirns, die sog. Neuroplastizität, denn ausgedehnte Netzwerke von Gehirnregionen werden stimuliert und deren funktionelle Kommunikation und Vernetzung (sog. Konnektivität) verstärkt. Diese positive Wirkung wird genutzt, um die Gehirnressourcen älterer Menschen bestmöglich zu aktivieren und nachhaltig zu stärken.

REMIND kombiniert Bewegungselemente und -sequenzen aus der DMT mit der Tangolehre *Sistema Dinzel©* und zielt darauf ab, nach innen und außen gerichtete (psycho)therapeutische Prozesse anzuregen. Wissenschaftliche Studien belegen, dass ganzheitliche therapeutische Ansätze, wie die tanz- und musikbasierten Bewegungstherapien (sog. DMT) und die zugrunde liegende Bewegungslehre von Laban und Bartenieff (siehe Unterkapitel 3.1), körperliches, kognitives und psychisches Wohlbefinden steigern können [31, 32]. Der Tango und das *Sistema Dinzel©* dienen als theoretische und praktische Grundlagen des *REMIND*-Programms und werden in Unterkapitel 3.2 genauer betrachtet.

REMIND fördert das soziale Miteinander und die Teilhabe älterer Menschen am gesellschaftlichen Leben. Es werden Gruppenarbeiten, Paarübungen und die Methode der Spiegelung angeboten, um die sozialen Kompetenzen zu vertiefen und zu erweitern. Insbesondere das Spiegeln (siehe Abschnitt 4.3.2) ist in diesem Prozess ein wichtiges Instrument. Entlehnt aus der DMT [33] soll diese Methode das Einfühlungsvermögen (sog. Empathie) schulen und die Aktivität der Spiegelneurone, ein wichtiges soziales Resonanzsystem im Gehirn, stärken [34]. Aktuelle Forschungsarbeiten untersuchen den Zusammenhang der Technik des Spiegelns und der zwischenmenschlichen Bindung [35] als einen bedeutenden sozio-emotionalen Kompetenz- und Schutzfaktor.

2.4 Die Kernkomponenten: *Music, Movement, Mind*

Um die Gesundheit im Sinne eines Gleichgewichts von Körper, Gehirn und Geist optimal zu stärken, werden die drei Kernkomponenten des *REMIND*-Programms Musik *(Music)*, Bewegung *(Movement)* und mentale Aktivität *(Mind)* in jeder Übungsstunde simultan geübt. Dabei wirken motorische Fertigkeiten, kognitive Fähigkeiten, sensorische Wahrnehmungen, Gefühle und Stimmungen in einem sozialen Gefüge synergistisch, das heißt sich gegenseitig fördernd, zusammen.

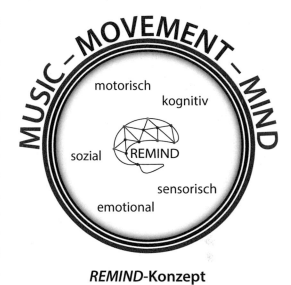

REMIND-Konzept

Durch diese gleichzeitige Verknüpfung multimodaler Stimulationen sollen Gehirnressourcen bei den Teilnehmenden aktiviert werden, um deren geistige Fitness, ihr Wohlbefinden, ihre Mobilität und ihre Lebensqualität zu verbessern. Dies geschieht beispielsweise mithilfe einer vielfältigen Erweiterung der Bewegungserfahrungen, einer Aktivierung der Sinneswahrnehmungen, einer Bereicherung des emotionalen Erlebens sowie einer Förderung der sozialen Kompetenzen der Teilnehmenden.

Die verbindende Kernkomponente des *REMIND*-Programms ist die Bewegung *(Movement)*. Fast alle Übungen integrieren tanz- und musikbasierte körperliche Bewegungen, die wir achtsam und bewusst erleben und trainieren. Diese Art der körperlichen Aktivität liefert starke Anreize für das menschliche Gehirn, weil eine Vielzahl von Gehirnprozessen, wie räumliche Orientierung, Koordination, Balance, Haltung und Flexibilität [36–38], gleichzeitig angeregt und verbessert werden. Die enge Wechselwirkung zwischen Körper und Gehirn ist ein zentraler Bestandteil unserer kognitiven und mentalen Grundkonstitution. Gerade ältere Menschen profitieren von einer Schulung motorischer Fähigkeiten, nicht nur auf physischer sondern insbesondere auch auf psychischer Ebene [39].

Laut der „Nationalen Empfehlungen für Bewegung und Bewegungsförderung" besitzt Bewegung für ältere Erwachsene einen fundmental bedeutsamen gesundheitlichen Nutzen [40]. Neben der Aufrechterhaltung körperlicher Funktionen wird ein positiver Einfluss auf kognitive Funktionen, das psychische Wohlbefinden und die Lebensqualität beschrieben. Die gezielte Förderung von Bewegung ist folglich ein wichtiger Zielaspekt von Gesundheitsförderung und Prävention im hohen Lebensalter [40].

Eine weitere bedeutsame Kernkomponente von *REMIND* ist die Wahrnehmung und Interpretation von Musik (*Music*). Das Ziel unseres Übungsprogramms ist es, Musik bewusst und aufmerksam zu hören und zu erleben. Die Impulse von Melodie und Rhythmus werden unter Anleitung der/s ÜbungsleiterIn kreativ in Bewegungen umgesetzt. Die einzigartige Kombination von Musikhören mit körperlicher Bewegung eignet sich aus mehreren Gründen für unsere Zielgruppen. Musik aktiviert und motiviert ältere Menschen, in Bewegung zu kommen, was zugleich ihre körperliche Stärke, Stabilität und Mobilität erhöht [41].

Die dritte Kernkomponente von *REMIND* umfasst das unmittelbare Erleben der momentanen inneren und äußeren Umwelt *(Mind),* die wir als mentale Aktivität übersetzen und verstehen. Das gezielte Üben der sog. Achtsamkeit (engl. *mindfulness*) spielt in der Gesundheitsförderung älterer Menschen eine zentrale Rolle [23]. Während bestehende Sportangebote oftmals auf eine Steigerung von Kraft und Leistung fokussiert sind, geht es in unserem Übungsprogramm darum, die bewusste Wahrnehmung und Verinnerlichung der Bewegungen, sowohl sensorisch als auch emotional, zu fördern. Dadurch werden die mentale Stärke und das Wohlbefinden gesteigert, was gleichsam wesentliche Aspekte des gesunden Alterns sind.

REMIND

Das *REMIND*-Programm ist ein ganzheitliches Training. Für jede Kernkomponente gibt es Übungen, die aus multimodalen Stimulationen bestehen und in einer Übungsstunde erarbeitet und praktiziert werden. Das Training der Kernkomponenten erfolgt immer gleichzeitig; einzelne Komponenten können jedoch bewusst in den Fokus gerückt und trainiert werden.

2.5 Die multimodalen Stimulationen

Das Training der Kernkomponenten „*Music, Movement* und *Mind*" setzt sich aus motorischen, kognitiven, sensorischen, emotionalen und sozialen Anregungen (sog. Stimulationen) zusammen. Diese werden gleichsam als wirksame integrierte Bestandteile der Kernkomponenten verstanden. Die multimodalen Stimulationen sind in allen Übungen enthalten und können – einzeln oder kombiniert – in den Fokus gerückt werden. Das heißt, die Übung selbst bleibt unverändert, aber unser Ziel, unsere Intention und unser Blickwinkel verändern sich.

Für dich als ÜbungsleiterIn und für die Teilnehmenden des *REMIND*-Programms sollte stets erkennbar sein, wann welche Übung trainiert und warum sie angewendet wird. Im Folgenden beleuchten wir die multimodalen Stimulationen von *REMIND*.

2.5.1 Die Motorik

Abgeleitet vom lateinischen *movere* („bewegen' oder ,antreiben') betrifft die Motorik alles, was zur Körpermechanik gehört. Dazu gehören zahlreiche Steuerungs- und Bewegungsprozesse, die der Haltung und Bewegung dienen. In der Wissenschaft versteht man unter dem Begriff ,Motorik' vor allem die Bereiche Ausdauer, Kraft, Schnelligkeit, Koordination und Beweglichkeit. Doch Bewegung ist mehr als die Summe dieser Einzelteile. Denn wir erfahren durch unseren Körper unsere Umwelt und erschließen uns durch Bewegungen unsere Umgebung. Bewegung ist ein organischer Prozess, der über Struktur hinaus aus freier Improvisation und sensorischen Erfahrungen entsteht. Die Freiheit der Bewegung und die Struktur ergänzen und unterstützen sich gleichsam.

Durch das gezielte Üben bewusst erlebter Bewegungen wollen wir den Bewegungssinn oder die Kinästhesie stärken. Diese muskuläre Sensibilität ermöglicht uns, motorische Aktivitäten über die räumliche Wahrnehmung der Position unserer Körperteile zu regulieren. Die Kinästhesie oder auch die kinästhetische Wahrnehmung ist ein wichtiger Teil der Tiefensensibilität (sog. Propriozeption). Sie reguliert die Nachrichten, die der Körper während der Bewegung an das Nervensystem sendet. Sie ist eine Logik der Sinne. Diese Sensibilität der Selbstwahrnehmung nimmt Einfluss auf unsere Haltung und reguliert das Gleichgewicht und die notwendige Koordination, um den Körper zu bewegen. Anders gesagt handelt es sich um einen wirklichen Bewegungssinn, der die Wahrnehmung des eigenen Körpers in Bewegung und des Körpers eines anderen im Raum erfasst [1].

REMIND

Fast alle Übungen, die wir im *REMIND*-Programm anbieten, beinhalten achtsame Bewegungen. Verschiedene Übungen werden eingesetzt, um den Bewegungssinn zu schulen. Du kannst beispielsweise die einzelnen Teile des Körpers wahrnehmen und deren Position im Raum erfassen. Neben komplexeren Bewegungsfolgen bieten sich gezielte Gleichgewichts- und Koordinationsübungen an. Auch in imaginative Übungen lässt sich Bewegung einbinden. Durch die Vorstellung, der Bewegung mit dem inneren Blick zu folgen, lenken wir den Fokus auf die innere Achtsamkeit.

2.5.2 Die Kognition

Mit Blick auf den Begriff ‚Kognition' finden sich zahlreiche Definitionen, die sich dem Bereich menschlicher Informationsverarbeitung zuordnen lassen. Er ist also ein Sammelbegriff für Strukturen und Prozesse, die von der Aufnahme von Informationen bis hin zur Speicherung reichen [42]. Dazu zählen Fähigkeiten wie Wahrnehmung, Aufmerksamkeit, Erinnern, Lernen, aber auch Planen und das Vermögen der Selbstbeobachtung. Die Kognition wird daher in allen Übungen aktiviert, die das Gedächtnis nutzen: vom Lernen von Sequenzen und Kombinationen, Erinnern von Texten über das Gestalten einer Choreografie bis hin zur Koordination und Absprache in Gruppenübungen.

Kognitive Fähigkeiten werden aber auch im Umgang mit Raum, Schätzung der Zeit und Orientierung angesprochen. Besonders in Verbindung mit Bewegungen können kognitive Fähigkeiten gefordert und gefördert werden [38]. Untersuchungen bei gesunden älteren Personen konnten eine positive Auswirkung motorischer Aktivität auf die Gedächtnisleistungen zeigen [22]. So werden tanzbasierte Trainingsprogramme mit messbaren Verbesserungen im Bereich der Kognition, wie Gedächtnis- und Aufmerksamkeits- sowie visuomotorischen Fähigkeiten, bei älteren Menschen assoziiert [43–45]. Diese positiven Effekte sind auch auf neuronaler Ebene nachweisbar. Die für die Funktion höherer kognitiver Fähigkeiten zuständigen Bereiche im Gehirn weisen nach den Tanz- und Bewegungstrainings eine verbesserte Struktur und bessere funktionelle Verbindungen untereinander auf, was die Ausübung geistiger Aktivitäten im Umkehrschluss begünstigen kann [38, 46, 47].

REMIND

Die Kognition kannst du mit verschiedenen Übungen in den Fokus rücken. Die Teilnehmenden können beispielsweise eine Sequenz, wie den Grundschritt, zuerst mit dem rechten Bein und danach mit dem linken Bein beginnen oder diesen vorwärts bzw. rückwärts ausführen. Eine andere Übung wäre, ein bereits bekanntes Lied in Bewegung umzusetzen. Im Paartanz können beide Rollen gelernt werden, um die Kognition anzuregen und zu trainieren.

2.5.3 Die Sensorik

Sensorik hat mit unserer Wahrnehmung zu tun. Alles, was wir mit den Sinnen spüren, gehört hier dazu: Hören, Fühlen, Sehen, Riechen aber auch der „Bewegungssinn". Unsere Sensorik verhilft uns zu Orientierung und Stabilität und gibt nicht zuletzt Impulse zur freien Bewegung. Für ältere Menschen ist es besonders wichtig, ihre Sinneskanäle zu schärfen und eine bewusste Wahrnehmung zu üben.

Die sensorischen Fähigkeiten werden durch die körperliche Auseinandersetzung mit der Musik gefördert. Sich rhythmisch zu bewegen, ermöglicht neue Körper-erfahrungen und ganzheitliches Lernen, denn diese Aktivität erfordert die Ver-knüpfung (sog. Synthese) von Hören, Interpretation und bewusst ausgeführten Bewegungen. Studien belegen, dass Musik eine bedeutende Rolle für die kognitive und mentale Gesundheit spielt [48]. Beim Musikhören wird ein ausgedehntes Netz-werk spezialisierter Regionen in beiden Gehirnhälften aktiviert, das u. a. für Auf-merksamkeit, Gedächtnis, motorische Funktionen und emotionale Verarbeitung zuständig ist [49]. Musik kann kognitives Erleben und Gefühle positiv beeinflussen [50] und hat gleichzeitig eine wichtige soziale Funktion, denn Musik synchronisiert die Stimmung und Bewegungen von Menschengruppen und erweitert die sozialen Kontakt- und Beziehungsmöglichkeiten.

Durch die bewusste Verinnerlichung und gezielte Verknüpfung von Musik und Bewegung wird das unmittelbare Erleben der inneren und äußeren Umwelt ge-schult. Unsere Sinne und unsere Gefühle sind verbunden und wir möchten die Teilnehmenden einladen, diese zu erkennen, wahrzunehmen und zu benennen (sog. Introspektion). Unterstützt wird dieser Ansatz von aktuellen Forschungsergeb-nissen, die belegen, dass das Praktizieren von Achtsamkeitsübungen zur Förde-rung des gesunden Alterns auf zerebraler, kognitiver und mentaler Ebene beiträgt [17, 23]. Hierdurch sollen positive Lernerfahrungen ermöglicht sowie psychische Belastungen reduziert und die mentale Gesundheit gesteigert werden.

REMIND

> Die Sensorik wird durch Übungen angesprochen, welche die bewusste Wahr-nehmung auf innere oder äußere Reize lenken. Durch die Musik ausgelöste Stimmungen und Assoziationen können beispielsweise mit einfachen Bewegungen und Handlungen zum Ausdruck gebracht werden. In diesem Zusammenhang ist es von Bedeutung zu erken-nen, welche Sinneseindrücke und damit verbundene Stimmungen bei den Teilnehmenden ausgelöst werden, und auf diese einzugehen.

2.5.4 Die Emotion

„Mich interessiert nicht, wie die Menschen sich bewegen, sondern, was sie bewegt".

Dieser Satz der deutschen Tänzerin Pina Bausch (1940–2009) wurde viele Male zi-tiert und sie sah ihre Auffassung bis zum Ende ihres Lebens bestätigt. Wenn Worte nicht mehr reichten, um den Gefühlen Ausdruck zu verleihen, entstand für sie der Tanz. Der argentinische Literat Jorge Luis Borges (1899–1986) hat mit seinen Worten

die Bedeutung der Bewegung im Hinblick auf den Tango folgendermaßen beschrieben: „Der Tango macht mit uns, was er will, treibt uns herum und auseinander und
dann wieder zusammen." Jeder von uns hat es sicherlich schon einmal erlebt, dass
aus einem Gefühl heraus eine Bewegung des Körpers resultiert, sei es ein Hüpfer
vor Freude, ein Stampfen vor Wut oder ein Ducken aus Furcht. Diese Beispiele veranschaulichen die Rolle der Emotionen für die Bewegung.

Unter Emotionen versteht man Reaktionsmuster auf physiologischer und psycho-
logischer Ebene. Diese beruhen auf einer Bewertung der Situation, gehen mit
körperlichen Prozessen einher, können Verhalten motivieren, sich in Mimik und
Körperhaltung ausdrücken und besitzen eine subjektive Erlebnisqualität [51]. Weniger wissenschaftlich könnte man sagen, dass sich in der emotionalen Komponente
innere Bewegungen und Regungen befinden. Wenn wir uns reflektieren, können
wir fast jedes Ereignis, jede Handlung oder Beziehung betreffend Empfindungen
identifizieren, die wir Gefühle nennen, wie Angst, Freude, Trauer, Wut – mit un-
zähligen Nuancen dazwischen. Man ist sich noch immer uneinig, wie viele Basis-
emotionen definiert werden sollen, und es gibt diverse theoretische Ansätze zur
wissenschaftlichen Annäherung an das Thema Emotionen [52].

Im *REMIND*-Programm begreifen wir Emotionen als einen Dialog zwischen innen
und außen: Was uns beeinflusst, bringt uns in Bewegung. Umgekehrt ist diese Beziehung genauso wirksam. Wenn wir unsere Bewegungsmuster ändern, verändern
wir unser Empfinden und möglicherweise die Realität um uns herum. Wir können
uns bewegen, um „Worte" für unsere Empfindungen, Gefühle und Erinnerungen zu
finden. Anders betrachtet, können wir uns die Frage nach der Motivation stellen:
Warum bewegen wir uns? Was wollen wir kommunizieren, ausdrücken oder erreichen? Die Wirkung einer Bewegung kann eine gänzlich andere sein, wenn sie
aus einer inneren Motivation resultiert.

REMIND

> In Bewegung kommen, aktiver werden – in Verbindung mit der Musik und mit
> anderen Menschen – verbessert und verändert die Stimmung. Andersherum kann das
> Gefühl die Bewegung beeinflussen, denn die Bewegung wird von dem zugrunde liegen-
> dem Gefühl unterstützt oder geleitet. Aus allen diesen Gründen haben Emotionen eine
> wichtige Funktion im *REMIND*-Programm. In deinen Übungen solltest du die Gefühle
> und Stimmungen in beide Richtungen, nach innen und nach außen, berücksichtigen.

2.5.5 Die soziale Interaktion

Die Aussage, dass der Mensch ein soziales Wesen sei, ist den meisten wohl geläufig. Dahinter verbirgt sich allerdings keine leere Floskel, sondern ein breit erforschter Bereich. Unsere Fähigkeit zur sozialen Interaktion hat uns nicht nur evolutionär Vorteile gebracht, sondern ist auch wichtig für unser Wohlbefinden. Soziale Aktivitäten und Interaktion hängen mit einer höheren Lebenszufriedenheit und einem gesteigerten Wohlbefinden zusammen und sind ebenso gesundheitsförderlich [53].

Unter zwischenmenschlichen Fähigkeiten werden Verhaltensweisen zusammengefasst, die soziale Interaktion betreffen, wie Empathie, Kommunikation, das Aufrechterhalten von Beziehungen oder prosoziale Verhaltensweisen [31]. In dem Gruppensetting, in das wir unser Übungsprogramm einbetten, beeinflussen bestimmte Mechanismen die soziale Interaktion und somit das Training selbst. Dazu zählen Zugehörigkeitsgefühl, gegenseitiges Vertrauen, Bestärkung, das Teilen von Emotionen, gegenseitige Unterstützung, aber auch zwischenmenschliche Lernprozesse [54]. All diese Faktoren wirken nicht nur auf die Gruppendynamik, sondern auch auf das Individuum selbst. So kann ein guter Gruppenzusammenhalt die Effektivität der Übungen begünstigen [55].

> REMIND   Die Übungen im *REMIND*-Programm finden individuell und in der Gruppe statt. Die soziale Interaktion fängt bereits an, wenn man sich in der Gruppe zeigt, wenn man die anderen sieht und mit ihnen in Kontakt tritt. Soziale Stimulationen und Interaktionen sind für jeden Teilnehmenden bedeutsam und ferner für die gesamte Gruppe ein entscheidender Aspekt des Entwicklungsprozesses und der Förderung sozialer Kompetenz.

2.6 Auf den Punkt gebracht

Das zentrale Anliegen des *REMIND*-Programms und eine wichtige Zielgröße innerhalb des Trainings ist die vielseitige Anregung (sog. Stimulation) der Teilnehmenden. In jeder Übung werden alle drei Kernkomponenten *„Music, Movement* und *Mind"* gleichzeitig praktiziert. Dabei ist es wichtig zu verstehen, dass diese drei Komponenten zu einer Einheit verschmelzen. So werden beispielsweise musikalische Klänge in bewusst erlebte Bewegungen transformiert, die wiederum die Wahrnehmung der Musik, des eigenen Körpers und der inneren Stimmung verändern können. Das gemeinsame und fließend ineinander übergehende Praktizieren der Kernkomponenten und ihrer multimodalen Stimulationen wird genutzt, um die

Gehirn-Resilienz von älteren Menschen wirksam und nachhaltig zu stärken. Dir als ÜbungsleiterIn und den Teilnehmenden sollte stets bewusst sein, was in den einzelnen Übungen trainiert wird und warum diese angewendet werden.

Hier hast du Platz für eigene Gedanken, offene Fragen und persönliche Notizen:

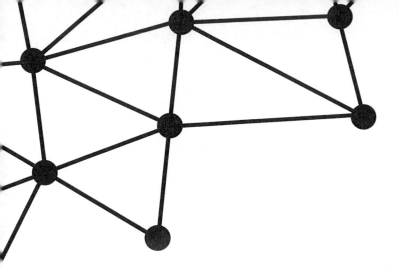

Kapitel 3

Theoretische Grundlagen: Bewegung verstehen

Was Dich erwartet

- Einführung in die Tanz- und Bewegungstherapie
  - Definition und Prinzipien
  - Zentrale Punkte der Bewegungslehre nach Laban und Bartenieff
- Einführung in das Sistema Dinzel©

„Musik und Rhythmus finden ihren Weg zu den geheimsten Plätzen der Seele."

– Platon –

In diesem Kapitel betrachten wir die theoretischen Grundlagen des *REMIND*-Programms. Wir beginnen mit einer Einführung in die Tanz- und Bewegungstherapie (DMT). Für dich als ÜbungsleiterIn ist zudem die Bewegungslehre von *Laban* und *Bartenieff* ein wichtiges Werkzeug. Sie dient als Orientierung für den Unterrichtsablauf, aber auch als Anregung für Themen und Angebote [56]. Weitere Inspirationsquellen und wertvolle Werkzeuge für die DMT sind Kestenbergs *Movements Profiles* [57], der *Life-Art*-Prozess nach Halprin [58, 59] und Methoden wie *Authentic Movement* [60], Kreativer Tanz und *Somatic Movement* (weiterführende Literatur dazu findest du im Verzeichnis am Ende dieses Bands).

3.1 Tanz- und Bewegungstherapie

3.1.1 Definition und Prinzipen

Die DMT wurde nach dem Zweiten Weltkrieg in den USA entwickelt und integriert Elemente aus der Psychoanalyse sowie Ansätze aus der Gestalttherapie und Systemischen Therapie [61]. Heutzutage wird DMT weltweit im klinischen Bereich als künstlerische und körperorientierte Psychotherapie eingesetzt. Doch auch bei Selbsterfahrungsgruppen mit Kindern und SeniorInnen bringt die DMT die Teilnehmenden in Bewegung, macht Prozesse bewusst, unterstützt die Kreativität und verbessert das psychische Wohlbefinden sowie soziale Kompetenzen [31, 62, 63].

In der DMT geht man davon aus, den Menschen als Einheit wahrzunehmen und zu unterstützen. Sie verfolgt einen ganzheitlichen Ansatz, in dem physische, kognitive, emotionale, und psychischen Fähigkeiten durch kreative Prozesse ausgedrückt, beobachtet und integriert werden. Das Ziel ist es, Körper, Geist und Seele in Einklang zu bringen. Das Verbalisieren des Erlebten wird in Gruppen- und Einzelsitzungen ermöglicht. Diese soziale Interaktion zwischen den Teilnehmenden oder mit dem/der TherapeutIn schult zusätzlich die Eigen- und Fremdwahrnehmung. Verwandlungsprozesse können somit in Gang gesetzt, alte, festgefahrene Muster gelockert und eigene Handlungsweisen und Reaktionen neu entwickelt werden.

Eine unterstützende emphatische Haltung der TherapeutInnen erlaubt den Menschen, sich von Leistungs- und Erfüllungsdruck zu befreien, sich wohl im eigenen Körper zu fühlen und in einer Gemeinschaft authentisch und offen zu handeln. Sehen und Gesehen-Werden sind möglich. Es wird Ausdruck in freien Tänzen gefordert, aber wenn es notwendig ist, werden Strukturen angeboten in Form von Bewegungsabläufen, Absprachen, abwechselnder Kommunikation und Spiegeln.

3.1.2 Rudolf von Laban: Bewegungsanalyse

Rudolf von Laban (1879–1958) ist eine der bedeutsamsten Persönlichkeiten im Umfeld der künstlerischen Avantgarde des zwanzigsten Jahrhunderts. Er ist einer der Begründer des modernen Ausdruckstanzes und Schöpfer der Notation von Bewegung, der er den Namen „Labanotation" gab, der Bewegungsanalyse LMA (*Laban Movement Analysis*) sowie der „Choreutik". Laban sah im Tanz als Ausdruck tiefster Emotionen und Medium gemeinschaftlichen Zusammenhalts ein Mittel zum sozialen Austausch. Tanz galt ihm als unverzichtbare Disziplin in der Erziehung des Menschen. Er widmete sich der Kunst und schlug die militärische Karriere, die seine Familie für ihn vorgesehen hatte, aus. Zu Beginn des zwanzigsten Jahrhunderts begann er ein Architekturstudium in Paris. Seine Leidenschaft für Kunst und Architektur sollte schließlich in seine Bewegungsanalyse einfließen, indem er Prinzipien und Kategorien entwickelte, die für beide Bereiche fruchtbar waren [1].

Die Bewegungsanalyse unterscheidet vier Kategorien: Körper, Raum, Antrieb und Form, die in jeder Bewegung in unterschiedlicher Bedeutsamkeit vorhanden sind. Es wird nicht nur darauf Wert gelegt, die Bewegung zu betrachten und nach bestimmten Kriterien zu analysieren, sondern diese als Impulsquelle für die strukturelle und kreative Anleitung der Übungsstunden des *REMIND*-Programms zu nutzen.

In der Forschung wurde die Bewegungsanalyse nach Laban (*Laban Movement Analysis*, LMA) genutzt, um diejenigen motorischen Elemente genauer zu definieren, die bestimmte Emotionen verstärken [64]. Dabei wurden alle Kategorien nach Laban berücksichtigt und jedes Set motorischer Elemente ließ sich distinkt mit einer Emotion verknüpfen. Dies stellt einen wichtigen Ansatzpunkt im individuellen Umgang und der Regulation mit Emotionen dar und lässt sich gut in den Alltag integrieren.

REMIND

Als ÜbungsleiterIn kannst du die Kategorien der Bewegungsanalyse nach Laban frei nutzen und mit deiner Tanzerfahrung interpretieren!

Kategorie Körper

Durch die Bewegung können wir unseren Körper und die einzelnen Körperteile wahrnehmen und auf verschiedene Arten erfahren. Wir spüren die Kraft und die Qualität. Dabei kann jeder Körperteil die Bewegung führen, den ersten Impuls geben und mit anderen Körperteilen interagieren. In jedem Körperteil können sich Muskelketten aktivieren und innere Strukturen verbinden.

Das Wort Verbindung (engl. *Connection*) bringt uns zu *Bartenieffs Fundamentals*: die Beobachtung der inneren Verbindungen im Körper. Wenn wir einzelne Körperteile beobachten, spüren wir unsere Präferenzen, Vorlieben, Gewohnheiten sowie Blockaden. Damit erreichen wir nicht nur eine tiefere und bewusstere Körperwahrnehmung, sondern eine Erweiterung unserer Bewegungsmuster und unseres Repertoires.

REMIND Im Kurs wird es immer um die Kategorie „Körper" gehen. Besonders in der Erwärmung können wir unseren Fokus auch auf eine der anderen Kategorien legen.

Kategorie: Raum

Mit der Raumharmonielehre erschließt Laban das Verhältnis des Menschen zu dem ihn umgebenden Raum. Der Raum wird von Laban ausführlich analysiert und betrachtet. Dazu gehören der persönliche Raum, die Struktur des äußeren Raums und die Art, wie wir uns in diesem Raum bewegen.

Kinesphäre

Jeder Mensch bewegt sich in einem Bewegungsradius um seine Achse herum. Nach Laban ist dieser Bewegungsraum wie eine Sphäre, die drei verschiedene Weiten hat. Die kleine Sphäre endet an unseren proximalen Gelenken, Schultern und Becken. Die mittlere endet an Knie und Ellenbogen und die weitere Sphäre schließt an Händen und Füßen ab, wenn diese ganz gestreckt sind.

Laban bezeichnet mit Kinesphäre den Raum, in dem Bewegung in Relation zu unserem Körperzentrum stattfinden kann – also den Raum, in dem sich jedes Lebewesen bewegt und den es immer mit sich trägt. Die Kinesphäre kann klein, mittel oder groß sein. Ihre Größe hängt von der physischen und gefühlsmäßigen Situation des gelebten Moments ab. Unsere Kinesphäre ist somit abhängig von individuellen Gewohnheiten und wird von der kulturellen Herkunft und Lebenswelt beeinflusst. Ob die Größe dieses Raums nah, mittel oder weit ist und auf welche Art und Weise wir uns darin bewegen, ist aber nicht nur sozial und kulturell determiniert, sondern ändert sich auch im täglichen Ablauf.

Jemand, der beispielsweise Holz hackt, braucht eine große Kinesphäre für die entsprechende Bewegung. Wenn wir jemandem die Hand zum Gruß geben oder in der Küche Gemüse schneiden, reicht uns eine mittelgroße Kinesphäre. In einer vollen Metropole müssen wir unsere Kinesphäre etwas intimer gestalten, ebenso beschränken wir unseren Bewegungsradius aus Respekt vor den anderen. Respektieren oder andererseits Verletzen der individuellen Kinesphäre hat einen großen Einfluss auf unsere Kommunikation. Wahrnehmung und Regulierung der Kinesphäre sind an die jeweilige Auffassung der eigenen und der Grenzen der anderen gekoppelt [1].

Dimensionen und Flächen

Jeder Mensch, der sich im Raum bewegt, passt sich verschiedenen Situationen an und orientiert sich in unterschiedliche Richtungen. Oft sind die Art, in der man dies tut, und die Bewegungsebenen, die man dabei wählt, mit unserer Denkweise und unserer individuellen mentalen Struktur verbunden [1].

Den Raum strukturiert Laban in Dimensionen, ähnlich wie in der Architektur. Als Dimension betrachten wir die Linie, die zwei Punkte des Körpers miteinander verbindet (siehe Abbildung). So ist die horizontale Dimension die Verbindung der rechten und linken Körperseite, die vertikale Dimension verbindet oben und unten (von der Fußsohle zum Scheitel), während die sagittale Dimension Vorder- und Rückseite verbindet. Kombinieren wir zwei Dimensionen miteinander, so entsteht eine Fläche. Diese Flächen dienen dazu, die Bewegung des Körpers im Raum zu betrachten. Um die Flächen nach Laban zu unterscheiden, ist es unerlässlich, die Dimensionen zu definieren und zu differenzieren.

Die horizontale Fläche ergibt sich durch die Kombination der horizontalen Dimension (links–rechts) mit der sagittalen Dimension (vorne–hinten). Diese horizontale Fläche wird auch als die „Tischfläche" bezeichnet. In dieser horizontalen Fläche findet viel Kommunikation statt, wie auch an einem Esstisch. Wird am Esstisch kommuniziert, so drehen wir uns im Oberkörper und bewegen uns damit auf der horizontalen Fläche, also der „Tischfläche". Auf dieser horizontalen Ebene dreht sich unsere Wirbelsäule von rechts nach links, was uns das Sehen und Wahrnehmen der Umgebung erlaubt. So hilft uns diese Fläche dabei, neue Verbindungen aufzubauen, und unterstützt uns bei Gesprächen und Auseinandersetzungen mit mehreren Personen.

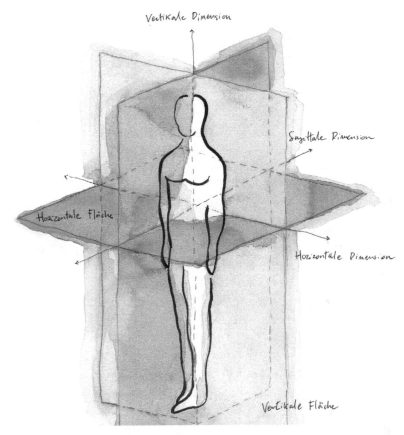

Darstellung der Dimensionen und Flächen
aus dem Buch „Im Kontakt mit der Realität"
Illustration: Matteo Peterlini [1]

Die vertikale Fläche entsteht durch die Kombination der horizontalen Dimension (links–rechts) und der vertikalen Dimension (oben–unten). Diese Fläche wird auch als „Türfläche" bezeichnet. Wir nutzen die vertikale Fläche in unseren Bewegungen, um dafür zu sorgen, dass wir gesehen werden. Wir stehen fest an unserem Platz, präsentieren und behaupten uns und sind dabei aber auch verwundbarer.

Die Kombination der sagittalen (vorne–hinten) und der vertikalen (oben–unten) Dimensionen ergibt die sagittale Fläche, auch „Radfläche" genannt. Befinden wir uns in Konfliktsituationen, im Rückzug oder sind einem Angriff ausgesetzt, nutzen wir die sagittale Fläche in unseren Bewegungen. Ebenso verwenden wie diese, wenn wir uns an etwas erinnern und dabei zum Beispiel den Kopf zurückneigen oder etwas planen, also in die Zukunft, nach vorne gerichtet sind.

Ebenen

Die Ebenen des persönlichen Umgebungsraums bei einer Bewegung am Platz haben drei Höhenlagen:

- Die obere Ebene umfasst alle Bewegungen, die über den Stand nach oben gerichtet sind. Sie schließt Bewegungen über die Schultern hinaus ein oder bezieht sich auf das Strecken der Arme und das Laufen auf Zehenspitzen.
- Die mittlere Ebene umfasst Bewegungen im Stand. Ein erwachsener Mensch bewegt sich im Alltag in der mittleren Ebene, wenn er die Arme zwischen Schulter und Hüfte bewegt.
- Die untere Ebene beinhaltet Bewegungen am Boden, wie im Liegen oder Sitzen. Wir bewegen uns in der unteren Ebene, wenn wir so nah wie möglich mit unserem Schwerpunkt, der Körpermitte, am Boden bleiben. So wie es Babys und Tiere machen [65].

REMIND
Während in der Erwärmung ein Ebenenwechsel angeboten werden kann, findet der Tango hauptsächlich in einer balancierten mittleren Ebene statt. Im Tango gibt es keine Sprünge oder sichtbaren Ebenenwechsel und wenn, dann sind sie emotional – ein Sprung der Begeisterung oder die Möglichkeit, in Verbindung in die Ungewissheit der Bewegungsfreiheit zu springen. Der Körper darf zwischen oben und unten schweben: geerdet und nach oben gerichtet.

Kategorie: Antrieb, die inneren Impulse

Laban definiert die Antriebe (engl. *efforts*) als Bestandteile von Bewegung. Wörtlich aus dem Englischen übersetzt bedeutet *efforts* ‚Kraftanstrengungen' im Allgemeinen. Bei Laban umfasst das Konzept neben der Dynamik einer Bewegung auch die Idee von Impulsen. Grundsätzlich ist damit eine ganzheitlich aktive, das heißt körperliche, mentale und emotionale, Anstrengung ohne negative Konnotationen gemeint. Beim Antrieb handelt es sich um eine der qualitativen Eigenschaften von Bewegung, die als solche nicht immer leicht zu definieren ist. Rosa Maria Govoni schreibt in ihrer „Einführung in die Bewegungsanalyse":

„Der *effort* bezeichnet die Art und Weise, in der ein Mensch seine eigene Energie nutzt und seiner eigenen inneren Haltungen Ausdruck verleiht, vor dem Hintergrund von Fluss, Gewicht, Zeit und Raum." (übersetzt aus Govoni 2004, S. 24 [66]).

Das Wort „Impuls" weist darauf hin, dass diese Faktoren Motivationen definieren, Eigenschaften von Bewegungen erzeugen und Charaktere zeigen. Die Antriebe hängen vom individuellen Gefühl, der Situation und der Umgebung ab: Wie bewege ich mich? In welcher Situation? Welche Motivation treibt mich an, bewegt mich? Welches Gefühl steckt dahinter?

Die Antriebe unterscheiden sich in verschiedenen Faktoren: Zeit, Kraft/Gewicht, Fluss und Raum, die sich jeweils in Elemente aufteilen. Man unterscheidet zwischen kämpferischen/ankämpfenden oder hingebungsvollen/nachgebenden Elementen:

Faktor	Element KÄMPFERISCH	Element HINGEBUNGSVOLL
Zeit	*plötzlich, schnell*	*allmählich*
Kraft/Gewicht	*stark/schwer getragen*	*leicht, sanft*
Fluss	*gebunden*	*frei*
Raum	*direkt*	*indirekt*

Jeder Faktor repräsentiert eine je nach menschlichem Befinden andere und spezifische Weise, sich mit der Umgebung in Beziehung zu setzen. Die Zeit einer Aktion, ob plötzlich oder allmählich, wird beeinflusst von der Fähigkeit, Entscheidungen zu treffen, sowie von unseren Vorstellungen. Die Steuerung der Intensität und Kraft einer Bewegung hängt vom Gebrauch, den wir vom Gewicht machen, ab und drückt unsere Beweggründe aus. Am Fluss der Bewegung lässt sich der gefühlsmäßige Zustand ablesen. Die Beziehung zum Raum kann direkt oder indirekt sein und hat mit der jeweiligen Denkweise und der Aufmerksamkeit zu tun [1].

Kategorie: Form

In der Kategorie Form geht es darum, wie ein Mensch seinen Körper plastisch bewegt. Im Alltag wie im Tanz passen wir unseren Körper an das Umfeld an. Wir nehmen Objekte wahr, spüren ihre Form und Größe, bieten aber auch unseren persönlichen Raum an. Wir verändern unseren Körper, um in einem Raum zu agieren und auf äußere Impulse zu reagieren. Es ist ein Austausch und ein ständiges Interagieren im Sinne des Modellierens und Beeinflussens, wobei wir den Raum und die anderen Mitwirkenden formen und von der Interaktion geformt werden.

Stille Formen: Schraube, Nadel, Kugel und Wand

Die Form des Körpers ändert sich bei jeder Bewegung. Bewegung kann nach Laban als eine „Folge von Formverwandlungen" gesehen werden, ein Weg von der einen zu einer anderen stillen Form.

„Die passiven, das heißt die stillen Formen, sind Teil von Labans Bewegungsanalysen. Die Vorteile seines Gebrauchs der unterschiedlichen Formen zeigen sich in der Art, den Körper und seine verschiedenen Bereiche in Ruhestellung zu positionieren. Diese Analyse hilft, angeborene oder erworbene Stellungen und Formen des Körpers zu interpretieren. In der DMT lassen sich die unterschiedlichen passiven Formen in Bezug auf die generelle wie auch partielle Körperhaltung beobachten, trainieren und verändern, wodurch sich neue Möglichkeiten eröffnen." [1]

Laban definierte auf der Grundlage von Alltagsbeobachtungen vier Grundtypen der stillen Formen:

- Die *Schraube* verleiht die Möglichkeit, den Körper zu rotieren. Man kann sich vorstellen, dass wie bei einer Schraube das „Festdrehen" eine gefühlte Enge bewirken kann. In der Schraube sehen wir eine Dissoziation und eine Spannung, die den Körper „interessant" machen, aber nicht lange auszuhalten sind. Wenn wir uns in der Schraube bewegen, betrachten wir den Raum in seiner Weite. Mit der Form der Schraube zu spielen, zeigt, wie wir uns von bestimmten Objekten entfernen und den Kontakt vermeiden. Man kann aber auch das Gegenteil, Neugier, ausdrücken.
- Die *Nadel* verschafft uns die Möglichkeit, den Körper zu verlängern und zu verdünnen. Die Nadel ist sehr eng und extrem weit zugleich. Diese Form wirkt auf den Körper konzentriert und scharf.
- Die Form der *Kugel* oder des *Balls* wirkt stabil und kann über die Erweiterung des Oberkörpers dargestellt werden.
- Die Form der *Wand* bieten wir an, wenn wir uns in der vertikalen Fläche halten. Sie ist offen, breit und zeigt sich [65].

Die stillen Formen können in verschiedenen Körperbereichen auftreten. Die reinen Formen sind eher selten. Wir erleben den Körper mehr in Mischformen. Interessant ist es, in den Übungen mit den Extremen zu spielen, die Formen zu verwandeln und die verschiedenen Eigenschaften im Körper zu spüren. Die Formen können jedoch auch benutzt werden, um bestimmte Haltungen zu erklären oder Bewegungen zu vereinfachen. Die Nadel, zum Beispiel ist die Verkörperung der vertikalen Dimension, die im Tango sehr wichtig ist. Während wir uns leicht vorstellen können, dass unsere Atmung unseren Körper wie einen Luftballon weit werden lässt, können wir uns auf diese Weise auch in Bewegung stabilisieren. Die Formen können genauso in einzelnen Körperteilen beobachtet und kombiniert werden. Außerdem finden wir in einem Körper oft verschiedene Formen: beispielsweise einen kräftigen, kugelförmigen Oberkörper auf dünnen Beinen.

REMIND

> Die Bewegungslehre von Laban ist hier nur kurz angedeutet. Ein wichtiges und ausführliches Buch über Labans/Bartenieffs Bewegungsstudien in deutscher Sprache ist „Bewegtes Wissen" von Anja Kennedy, erschienen im Logos Verlag [65].

3.1.3 Irmgard Bartenieff: Frühkindliche Bewegungsmuster

Die Tänzerin, Choreografin und Tanztherapeutin Irmgard Bartenieff (1900–1981) hat als Schülerin von Rudolf von Laban in den USA dessen Modell der Bewegungsanalyse überarbeitet, weiterentwickelt und dabei den Fokus auf das therapeutische Potenzial gelegt. Auf Basis ihrer Untersuchungen der psychophysischen Entwicklung des Kinds beschreibt Bartenieff sechs Organisationsformen der Bewegung, bekannt als „Bartenieff Fundamentals". Die folgenden Beschreibungen der Bartenieff-Bewegungsmuster stammen aus „Im Kontakt mit der Realität" [1].

Peggy Hackney wiederum hat in ihrer Dokumentation der Arbeit von Bartenieff jedem dieser sechs Modelle ein Tier zugeordnet (siehe Abbildung) [67]. Die so erkennbaren Muster, die zugleich die Entwicklungsphasen abbilden, äußern sich in allen menschlichen Bewegungen, nicht nur in den kindlichen. Indem sie kombiniert oder in Abfolgen angeordnet werden, bilden sie letztlich das, was als das gesamte Erscheinungsbild eines Körpers wahrgenommen wird. Dabei folgen die Tiermodelle, die den Bartenieff Fundamentals zugeordnet sind, dem Darwin'schen Evolutionsmuster. Beginnend mit der Amöbe, als ein im Wasser geborener Einzeller, bis hin zur Katze als ein Säugetier. Jedes dieser Stadien mit seinen jeweiligen Strukturen bedingt Bewegungsmodelle und fähigkeiten. Ohne den Erwerb der frühesten Fähigkeiten ist es schwieriger, die folgenden Stadien zu erreichen.

Körper und Geist stehen in einer engen Wechselwirkung, die in Bewegungen zum Ausdruck kommen kann. Das Auslassen oder Betonen eines Bewegungsmusters hat Einfluss auf das psychische Wachstum und die Fähigkeiten des Fühlens und Steuerns von Emotionen. Ebenso beeinflussen das Auslassen oder das Betonen einer Bewegungsstruktur die körperliche Entwicklung und haben Auswirkungen auf Muskeln und Muskelketten, die sich in jeder Phase stabilisieren und mobilisieren. Fähigkeiten, wie das Aufnehmen von Kontakt mit der Umwelt und mit anderen

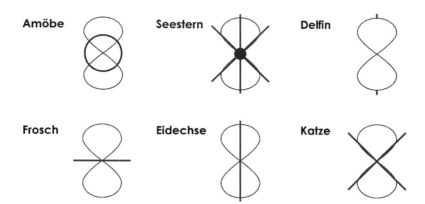

Sechs Bewegungsmuster der frühkindlichen Entwicklung nach Bartenieff und Hackney.
Graue Linien stellen den menschlichen Körper und rote Linien die verschiedenen
Bewegungsmuster und Körperverbindungen dar. Illustration: Theresa Köbe

Lebewesen, das Erreichen von Objekten und die Bewegung im dreidimensionalen
Raum sind wichtig für die Integration eines Menschen. Das differenzierte Einsetzen
der Muskelkraft und der Erwerb von Flexibilität beeinflussen außerdem Emotionen,
soziale Fähigkeiten und die mentale Verfassung.

Die Amöbe

Die Situation des Fötus im Bauch der Mutter und die des Neugeborenen in den ersten
Tagen nach der Geburt gleicht in unserer Vorstellung der eines Einzellers im Wasser.
Es ist ein Schwebezustand, noch ohne Wahrnehmung von Kategorien wie Zentrum,
Umgebung oder Körperschema. Es ist gleichzeitig ein vollkommener Seins-Zustand,
der inneren Frieden impliziert. Es ist einerseits ein Zustand totaler Bedürftigkeit und
Abhängigkeit vom anderen und gleichzeitig ein totales Offensein für alles aus allen
Richtungen. Noch ohne Struktur finden wir im Bild der Amöbe den archaischen Zu-
stand des Seins, der mit dem ersten Atemzug beginnt. Als Erwachsene können wir diesen Zustand nur schwierig wiederherstellen, da es sich nicht um eine konkrete Struktur handelt, sondern um einen emotionalen Zustand. Indem wir über das bewusste
Wahrnehmen der Atmung unsere Aufmerksamkeit gleichzeitig nach innen und nach
außen lenken, können wir es schaffen, uns diesem Zustand wieder zu nähern.

Der Seestern

Der Seestern schließt alle dreidimensionalen Bewegungen ein, die von der Körpermitte nach außen und wieder zurück verlaufen. Wie die Amöbe ist der Seestern
eine primäre, wenig komplexe Struktur mit einer zentralen Ausrichtung der Wahr-

nehmung zum Körperzentrum hin. In diesem Stadium bewegt sich das Kind von der Körpermitte ausgehend nach außen, Strecken und Anwinkeln von Armen und Beinen sind ein ständiges Sich-Wegbewegen von der Körpermitte und Wieder-Zu-rückkehren zu ihr. In diesem Stadium beginnen wir, uns selbst wahrzunehmen, als ein Zentrum mit einer Umgebung, mit der wir in Kontakt treten.

Der Delfin

Das Bild des Delfins steht für die dreidimensionale Wahrnehmung des Rückgrats. In dieser Wachstumsphase entwickelt das Neugeborene die Wirbelsäule mit ihren dynamischen Wirbelgliedern, die zwischen zwei Punkten verlaufen: Steißbein und Kopf. Dank dieser Anlage können wir uns in spiralförmiger Drehung aus dem mütterlichen Bauch schieben. Psychologisch geht dies einher mit der Entwicklung von Willens- und Meinungsbildungskraft und innerer Stabilität. In diesem Entwicklungsschritt beginnt das Kind, den Kopf zu halten, ihn zu drehen, einzuziehen und nach vorne zu schieben. Mund, Nase und Augen vermitteln Bewegungsrichtung und Raumgefühl. Geschmacks-, Geruchs- und Sehsinn regen diese Bewegungen des Kopfs an. Diese Impulse zur Kopfbewegung wechseln sich ab mit denen, die Steißbein und Becken aktivieren.

In der Phase des Delfins entwickeln sich Wahrnehmung und Kraft der Wirbelsäule, ohne Beteiligung der Gliedmaßen, dreidimensional. Es ist die Phase, die den Menschen auf die Zweifüßigkeit vorbereitet, die aufrechte Haltung ist möglich dank einer Entwicklung von Muskeln und Skelett, die unsere Struktur in der vertikalen Dimension hält. Dieses Muster legt besonderen Wert auf die Dynamik zwischen unten und oben und erlaubt es uns, im Gleichgewicht zu bleiben, wenn wir stehen.

Der Frosch

Der Frosch repräsentiert das Homologmuster bezüglich der vertikalen Dimension, also zwischen oben und unten: Der obere Körperbereich mit den Armen bewegt sich parallel und in Relation zum unteren Bereich, den Beinen. In seiner Entwicklung beginnt das Kind, indem es von der Mitte in die Höhe oder nach unten schiebt und von unten bzw. von oben zum Zentrum hinzieht. Diese Bewegungsart des Drückens und Ziehens, die die Kraft der Muskelkontraktion voraussetzt, ist in Beziehung zur analen Phase zu betrachten. Die Entwicklung der Kraft aus der Muskelkontraktion heraus sorgt dafür, dass das Kind die aufrechte Position erreicht, und wird später zum Springen gebraucht. Das Kind lernt in dieser Phase, Bestimmtheit zu zeigen. Es ist eine Zeit der Eroberungen, für die Willenskraft, Begeisterung und Hartnäckigkeit geübt werden müssen.

Die Eidechse

Das homolog-laterale Muster, das die rechte und die linke Körperhälfte verbindet, lässt sich beobachten, wenn der Körper die beiden entlang der Achse der Wirbelsäule getrennten Seiten in unterschiedlicher Funktion bewegt: Rechter Arm und rechtes Bein sind aktiv, während die linke Körperseite stabil bleibt, oder umgekehrt bewegen sich linker Arm und linkes Bein, während die rechte Seite innehält. Das Kind erreicht mit diesem Schema Stabilität. Wenn es laufen lernt, sucht es zunächst eine Möglichkeit, sich seitlich anzulehnen, beispielsweise an die Wand, und hat so eine frei bewegliche und eine stabile Seite. Für einige Zeit spielt sich dieser Prozess in der Horizontalen ab. Auf dem Boden oder dem Bettchen übt das Kind die Bewegungsfreiheit einer Körperhälfte, während die andere stabil aufliegt.

Die Lateralität ist somit die erste Form, die gleichzeitig Freiheit und Stabilität beinhaltet. Es ist noch nicht die völlige Freiheit, aber ein Abschnitt auf dem Weg zur Bewegungsautonomie, in dem man noch Halt und Sicherheit braucht, aber in dem man auch lernt, zu differenzieren und zu entscheiden. Das Kind lernt in dieser Phase, dass es unterschiedliche Perspektiven und Herangehensweisen gibt, die es abzuwägen gilt. Während dieser ersten Erfahrung von Freiheit zwischen partieller Bewegung einerseits und Stabilität vom Boden oder der Wand andererseits bewegt sich der Körper, indem er abwechselnd das stabile und das bewegliche Bein wahrnimmt.

Die Katze

Mit dem Modell, das die koordinierten und wendigen Bewegungen der Katze abbildet, übt das Kind die Kontralateralität. Es beginnt ganz bewusst, die diagonalen Muskelketten einzusetzen, womit Drehungen der Wirbelsäule und das bewusste Wahrnehmen von Über-Kreuz-Verbindungen zwischen dem oberen und unteren Körperbereich möglich werden. Das Trainieren dieser Muskelketten beginnt bereits auf dem Rücken liegend und erfolgt dann auf allen Vieren – einer eben sehr katzenartigen Position. Sobald es sich auf Armen und Beinen sicherer fühlt, kann sich das Kind im Raum bewegen, dabei Kraft und Flexibilität üben und so an motorischen Kompetenzen, Koordination und Orientierungssinn gewinnen. Ohne diese Phase wäre die aufrechte Haltung nicht möglich, Laufen und Tanzen wären nicht sicher.

Die Spiralbewegung der Wirbelsäule entwickelt sich mit diesem Modell weiter in Richtung der peripheren Körperzonen, wie wir es schon beim Spinalmuster des Delfins gesehen haben. Diese komplette Koordinationsfähigkeit von Wirbelsäule und Gliedmaßen erlaubt ein vollständiges Integriert-Sein unseres Handelns im

Raum und ermöglicht ein kreatives Umgehen mit allen Variationen von Bewegung. Vor allem die diagonalen Muskelketten sind aktiv, erleichtern die Drehung und damit die Kommunikation und sorgen für ein dynamisches Gleichgewicht.

> **REMIND** Das Zusammenspiel und der Wechsel der verschiedenen Bewegungsmuster erlauben dem Menschen, sich in Sicherheit zu bewegen und gleichzeitig in Kommunikation mit dem Umfeld zu bleiben. Die Fähigkeit eines Individuums, jedes Bewegungsmuster in der richtigen Situation zu benutzen oder loszulassen, unterstützt die Entwicklung, die Interaktion und den Ausdruck.

3.2 Tango und Sistema Dinzel©

Der Tango ist nicht nur ein Tanz, sondern Musik und Literatur; in anderen Worten eine mittlerweile weltweit verbreitete Kultur. Der Tango als eine einzigartige Kunstform entstand Ende des neunzehnten Jahrhunderts zwischen Uruguay und Argentinien, am Fluss Rio de la Plata. Der Tanz entwickelte sich aus dem Bedürfnis der Einwandernden aus aller Welt, die sich dort ohne Worte begegneten und berührten, um Verbindungen und Beziehungen als Paar und in einer Gemeinschaft zu schaffen. Menschen, die ihr Land verlassen hatten, die von Sehnsucht und existenziellen Ängsten sowie Hoffnungen bewegt waren, fanden im Tango einen Weg, ihre Gefühle und Träume auszudrücken. Die Musik besitzt daher u. a. afrikanische, jiddische, italienische sowie spanischen Einflüsse.

Rodolfo und Gloria Dinzel, von Beruf TänzerInnen, PädagogInnen und ChoreografInnen, haben über dreißig Jahre daran gearbeitet, den Tango Argentino zu entwickeln, zu vermitteln und zu verbreiten. Sie haben den Tango rundum betrachtet, durchdacht und beforscht sowie zahlreiche Bücher geschrieben [9–11], um die anthropologischen, sozialen und spirituellen Wurzeln des Tanzes zu erläutern. Die Dinzels haben in Buenos Aires eine pädagogische Methode in einem offenen System entwickelt, das sogenannte *Sistema Dinzel©*, das als eine Philosophie des Tangos zu verstehen ist. Choreografie, Technik der Mechanik, Pädagogik, Ausdruck und Improvisation sind Grundelemente dieser Methode. Sie wird im *Centro Educativo del Tango de Buenos Aires* (CETBA) gelehrt und ist die bislang einzige vom Bildungsministerium Argentiniens anerkannte Ausbildung für TangolehrerInnen.

Ein wichtiger Aspekt des *Sistema Dinzel©* ist, dass die Technik mit dem emotionalen Zustand tief verbunden ist, in anderen Worten: Die Technik ist abhängig vom Gefühl und umgekehrt. Wenn wir eine bestimmte Technik und einen motorischen Ablauf üben und vertiefen, bewegen wir damit unsere Emotionen. Diese Qualität gehört zu mehreren Tanzformen, ist aber im Tango besonders ausgeprägt, weil dieser Tanz aus einer Beziehung zwischen zwei Menschen entsteht und nicht ohne diese Verbindung zu denken ist. In der Beziehung spiegelt uns unser/e PartnerIn unmittelbar unsere körperliche und emotionale Befindlichkeit. Wenn die Paareinheit sich bewegt, wird etwas Neues geschaffen, das Raum für Kreativität und Freiheit gibt. Auch aus diesem Grund ist die therapeutische Wirkung des Tangos sofort zu spüren.

REMIND nutzt die Bewegungselemente des Tangos als Instrument der ästhetischen Bewegung. Tango ist ein Tanz des Hier und Jetzt! Das gegenseitige Zuhören und die spontane Reaktion auf Impulse lassen weder geplante Handlungen noch Erwartungen zu. Auch im Fall eingeschränkter Motorik ermöglicht der Tango jeder/m, sich in seinem/ihrem Inneren zu bewegen. Vorstellungen, Wünsche, Erinnerungen können im Tango getanzt werden. Dieses gleichzeitige Wahrnehmen und Bewegen im Tango erfordern ein hohes Maß an Konzentration, Koordination und Flexibilität. Tango zu tanzen, fördert nicht nur das Gleichgewicht und die Beweglichkeit, sondern verfeinert auch unsere Kommunikation. Es verstärkt die Wahrnehmung der Bewegung des eigenen Körpers, die Bewegung im Raum und verbessert, über unsere/n TanzpartnerIn hinaus, die Kommunikation mit unserem Umfeld.

REMIND

Der Ansatz des *Sistema Dinzel©* ermöglicht es über die einzelnen Elemente des Tanzes hinweg, ein pädagogisches Konzept zu erlernen und dies zu reflektieren. Wenn Tango als Sprache verstanden wird, ist das *Sistema Dinzel©* eine Art Code, eine Möglichkeit, die Sprache zu analysieren und zu interpretieren.

Hier hast du Platz für eigene Gedanken, offene Fragen und persönliche Notizen:

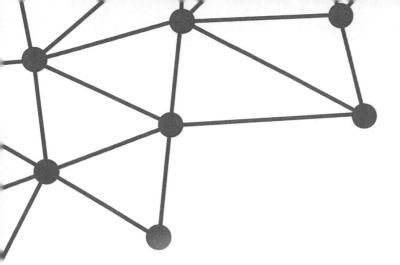

Kapitel 4

Die Inhalte von REMIND: Bewegung erleben

Was Dich erwartet

- An die/den ÜbungsleiterIn
- Inhalte des Programms
  - Aufbau einer Übungsstunde
  - Kerninstrumente und Übungsblöcke
  - Musikempfehlungen
  - Reflexion des Gelernten
  - Vorbereitung einer eigenen Stunde

„Leben ist Bewegung und ohne Bewegung findet Leben nicht statt."

– Moshé Feldenkrais (Zitat Nr. 16619) –

In diesem Kapitel beschäftigen wir uns mit der konkreten praktischen Ausgestaltung des *REMIND*-Programms. Du erfährst mehr darüber, was von dir als ÜbungsleiterIn erwartet wird und vor allem was du erwarten kannst. Dabei werden die Struktur der Übungsstunden, Kerninstrumente sowie Anregungen und Übungsinhalte der einzelnen Übungsblöcke aufgezeigt. Damit du dich mit dem Gelernten auseinandersetzen kannst, gibt es im Teil *„REMIND Yourself"* einige Übungen, die dich dazu inspirieren sollen, die Inhalte von *REMIND* zu reflektieren und an Beispielen zu praktizieren. Danach stellen wir dir einige Musikempfehlungen vor – diese sind lediglich als Beispiele zu verstehen, um deine Kreativität anzuregen.

4.1 An die/den ÜbungsleiterIn

Als ÜbungsleiterIn nimmst du eine tragende Rolle im Rahmen des *REMIND*-Programms ein. Deswegen ist es wichtig, dass das Übungsmanual im Sinne der Qualitätssicherung in Verbindung mit der Ausbildung verwendet wird. Dieses Manual wird dir eine Struktur für den Aufbau des Übungsprogramms bieten. Die Prinzipien der Bewegung, die du kennenlernen wirst, sind in verschiedenen Situationen anzuwenden. Gezielte Übungen und die entsprechenden Variationen werden dir vorgestellt, um die Entwicklung der Teilnehmenden zu begleiten. Mithilfe kreativer Methoden sollst du lernen, freien Tanz und Improvisation anzuleiten.

Gehe auf die Bedürfnisse der älteren Teilnehmenden ein. Im Verlauf des Übungsprogramms soll ein Gleichgewicht zwischen Struktur und Freiheit hergestellt werden, ohne dabei die Teilnehmenden zu überlasten. Am Anfang gibt die Übungsstruktur Sicherheit und Orientierung, wohingegen im Verlauf des Trainings eine größere Komplexität und Freiheit angestrebt werden sollte. Neben der Möglichkeit der Entwicklung des Einzelnen, der Paare bzw. Gruppen kann es hier ebenso zu ersten Widerständen kommen. Diese sind eine normale und zu erwartende Reaktion. Etwas Neues zu probieren, kann anfangs mit Unsicherheit verbunden sein, birgt auf der anderen Seite jedoch großes Potenzial zur Weiterentwicklung. Hier gilt es, die Teilnehmenden entsprechend liebevoll und wohlwollend zu unterstützen. Im Vordergrund steht, Raum für Wiederholung und Austausch zu schaffen.

Sei flexibel und aufgeschlossen. Aus deinen Erfahrungen wirst du ein Gefühl dafür entwickeln, wann Struktur notwendig ist oder wann mehr Raum für freie Bewegung geschaffen werden kann, um letztendlich eine Entwicklung der Teilnehmenden zu begünstigen. Für dich bedeutet das, deine Wahrnehmung zu schulen, da diese unmittelbar mit freier Bewegung und Improvisation verbunden ist. Es ist auch wichtig, flexibel auf die Interessen und Gefühlslagen der Teilnehmenden einzugehen und zu beobachten, welche Sinneseindrücke und damit verbundene Stimmungen bei ihnen ausgelöst werden. Es empfiehlt sich beispielsweise, alternative Musikstücke parat zu halten, um auf individuelle Bedürfnisse eingehen zu können und somit die Teilnehmenden zu unterstützen und zu motivieren.

Bereite dich gut vor und bring deine Persönlichkeit ein. Neben den Beziehungen der Teilnehmenden untereinander wird gleichermaßen eine Verbindung zu dir als ÜbungsleiterIn aufgebaut, die zusätzlichen Einfluss auf das Training hat [68]. Um dich daher bestmöglich auf deine Stunden vorbereiten zu können, geben wir dir in Kapitel 5 didaktische Hinweise an die Hand, die dir helfen sollen, eine angemessene Bindung zu deinen Teilnehmenden aufzubauen und dich in wichtigen Bereichen der Kommunikation zu schulen.

4.2 Aufbau einer Übungsstunde

Eine *REMIND*-Übungsstunde besteht aus Erwärmung, Hauptteil und Abschluss. Im Folgenden erläutern wir die einzelnen Teile einer Stunde. Dabei liegt der Fokus auf den Zielen dieser Einheiten und auf der Frage, wie du eine Entwicklung im Rahmen des Programms erreichen kannst.

4.2.1 Ankommen und Erwärmung

Was ist das Ziel?

Das übergeordnete Ziel dieser ersten Phase einer Übungsstunde besteht darin, mit Körper und Seele in einem geschützten Raum anzukommen. Darüber hinaus geht es darum, den Alltag herauszulassen, die Körperwahrnehmung zu wecken, zu schulen und zu entwickeln sowie den Körper vorzubereiten und zu aktivieren, um einen sicheren Kursverlauf zu gewährleisten. Neben den physiologischen Aspekten nutzen wir den Beginn der Stunde für ein In-Kontakt-Treten der Teilnehmenden untereinander.

Variation im Verlauf des Trainings

Zu Beginn jeder Stunde stehen das Ankommen und die aktuellen Befindlichkeiten im Vordergrund. Besonders während der ersten Stunden sollte auf das Kennenlernen der Teilnehmenden geachtet werden. In den ersten zwei Wochen bieten sich ein Wiederholen der Namen sowie die Vorstellung der Menschen mit ihren Vorlieben, Besonderheiten und Eigenschaften an. Dabei können beispielsweise Vorstellungsrunden mit verschiedenen Themen durchgeführt werden, bei denen jede/r eine Frage beantwortet, wie „Welche Farbe bin ich heute?" oder „Welches Tier bin ich heute?". Auch kleine Rituale können den Einstieg in die Übungen erleichtern. Hierbei kann mit einer Geste, einem Schritt oder einer Bewegung der Satz „Ich bin da" symbolisiert werden. So schaffen wir einen geschützten Raum, der einen Beziehungsaufbau erlaubt. Außerdem kann auf diese Weise Vertrauen gewonnen werden, was die freie Entwicklung innerhalb des Trainings erleichtert.

Bis zur vierten Woche kann die Erwärmungsphase ruhig ein wenig mehr Zeit (etwa zehn bis zwanzig Minuten) in Anspruch nehmen. Hier erreichen wir eine Identifikation mit der Gruppe. Ein Gefühl der Gruppenzugehörigkeit kann zum Beispiel mit kleinen Spielen erzeugt werden. Weiterhin ist eine Körperreise (engl. *body scan*) besonders geeignet für die Erwärmungsphase. Sie lädt die Teilnehmenden ein, sich zu spüren. Das Benennen jedes Körperteils hilft, den eigenen Körper kennenzulernen, aktuelle Befindlichkeiten zu erproben, aber auch spätere Koordinationsleistungen zu unterstützen. In den darauffolgenden Wochen wird die Erwärmung dann gezielt an die Themen der Stunde angepasst.

Ab der vierten Woche fließen auch technische Elemente, die wir für den späteren Verlauf der Stunde brauchen, ein. Wir wollen die Teilnehmenden auf den Inhalt der Stunde vorbereiten, was durch eine kurze Vorschau zum Thema erreicht werden kann. Ebenso können die Inhalte der vergangenen Woche wiederholt werden. Dadurch schaffen wir einen beinahe nahtlosen Übergang zum Hauptteil des Kurses. Es ist bedeutsam, kurze Gleichgewichtsübungen zwischen Erwärmung und Hauptteil anzuleiten. So kann man sich vor dem Hauptteil nochmals zentrieren und beruhigen. In den Wochen sieben bis zwölf werden die Übungen für das Gleichgewicht vertieft, da diese essenziell zum Erlernen der Tango-Technik sind.

REMIND Nutze vielfältige Materialien und lass deiner Fantasie freien Lauf – es gibt kein Richtig oder Falsch!

4.2.2 Hauptteil

Was ist das Ziel?

Im Hauptteil werden verschiedene Themen angesprochen, die jeweils in 6 Blöcken variieren (siehe Kapitel 4.2.2 und Kapitel 4.4). Der Hauptteil der Stunde besteht aus Übungen, Improvisationen und Wiederholungen, die genutzt werden, um das Thema jeder Stunde zu vertiefen und zu entwickeln. Im Hauptteil werden die Themen in kleinere Abschnitte unterteilt und dann wieder zusammengebaut. Das heißt, dass die Übungen schrittweise vereinfacht und in kürzere Bewegungssequenzen gegliedert werden, bevor diese wiederum zusammengesetzt und frei kombiniert werden.

Wichtig ist es, im Hauptteil den Teilnehmenden viel Zeit zu geben, sodass sie die einzelnen Elemente der Bewegung spüren und wahrnehmen können, bevor man eine komplette Sequenz anleitet. Wenn die Elemente einer Sequenz verkörpert sind und die Kombination gelernt wurde, kann man diese wieder auseinandernehmen und frei interpretieren.

Variation im Verlauf des Trainings

Die Struktur des Hauptteils wird im Verlauf der sechs Blöcke entwickelt. Jeder Block steht unter einem Motto, das dir einen Leitfaden für die Gestaltung geben soll. Die vorgeschlagene Reihenfolge der Blöcke wird daher empfohlen beizubehalten. Bei kürzeren Übungszeiträumen können die Blöcke jedoch auch in Auszügen durchgeführt werden. Zudem ist die Zusammenstellung der Übungen nicht abschließend und kann somit durch den/die ÜbungsleiterIn erweitert und mit einer persönlichen Note versehen werden. In Unterkapitel 4.4 findest du den Aufbau der einzelnen Blöcke mit seinen Variationen detailliert beschrieben.

> REMIND
>
> Im Fluss zu sein, ist hier wichtiger, als die Übungen nacheinander abzuarbeiten. Das bedeutet, dass man sich auch während der Arbeit und zwischen den Übungen nach Befindlichkeiten erkundigt.

4.2.3 Abschluss

Was ist das Ziel?

In den letzten Minuten jeder Stunde versuchen wir, einen runden Abschluss für die Teilnehmenden zu schaffen. Dies beinhaltet die Gestaltung eines Übergangs vom Hauptteil zum Ende der Stunde, indem beispielsweise Sequenzen nochmals durch die Teilnehmenden gezeigt werden. Auf diese Art und Weise kann man verdeutlichen, was die Teilnehmenden aus der Stunde mitnehmen und was sie aufgenommen haben. Ebenso kann der/die ÜbungsleiterIn eine Zusammenfassung des Erlebten anbieten. Auch eine abschließende Körperreise, bei der einzelne Glieder, Organe, Knochen und Muskeln wahrgenommen werden, unterstützt die Teilnehmenden dabei, sich wieder zu finden und zu entspannen. Die Abschlussphase kann also individuell gestaltet werden und richtet sich nach den Teilnehmenden und den Geschehnissen in der Stunde.

Wenn die Stunde schon aus vielen kognitiven und koordinativen Inhalten bestanden hat, reicht es aus, einfache Entspannungsverfahren und Atemübungen anzubieten, um den Teilnehmenden die Möglichkeit zu geben, sich zu erholen und zurück in den Alltag zu kommen.

> **REMIND** Lass die Teilnehmenden und ihre Körper zur Ruhe kommen. Lass sie ihren Blick nach innen richten, um sich mit ihren Gefühlen zu verbinden.

Feedback

Ein wichtiger Punkt der Abschlussphase ist das Feedback, auf das wir nun genauer eingehen wollen. In einer Stunde wird es nicht immer möglich sein, eine allumfassende und ausführliche Feedback- oder Abschlussrunde zu gestalten. Als ÜbungsleiterIn ist es an jeder Stelle der Stunde angebracht zu erfragen, was die Teilnehmenden brauchen, um sie dadurch üben zu lassen, ihre Bedürfnisse zu spüren und auszudrücken.

Feedback zu geben, ist weder einfach noch selbstverständlich und muss daher von den Teilnehmenden geübt werden. Vielleicht sind die Empfindungen und Gefühle am Anfang schwierig zu beschreiben. Mit der Zeit und wachsendem Selbst-Vertrauen kann ein wahrgenommener Zustand jedoch immer einfacher in einem einzelnen Wort zusammengefasst werden. Dabei sollten wir offen für unerwartete Stimmungen, Wahrnehmungen und Prozesse sein. Eine große Herausforderung besteht darin, dass wir einen Raum für Feedback bieten, ohne dabei die Gruppe zu beeinflussen oder gar zu hemmen. Das wird nicht immer und auf Anhieb gelingen. Dennoch sollten die Teilnehmenden eingeladen werden, Feedback zu geben, besonders dann, wenn es ihnen schwerfällt, ihre eigene Meinung und Wahrnehmung auszusprechen. Es kann sein, dass sie von den Rückmeldungen der „Mutigen", die sich zuerst äußern, profitieren und dann mögliche Schwierigkeiten, Erkenntnisse und Erfahrungen berichten. Feedback zu geben, sollte jedoch keine Pflicht sein, sondern ein Angebot darstellen.

Feedback beinhaltet auch, dass die Teilnehmenden selbst eine Zusammenfassung des Gelernten zeigen können, beispielsweise eine kurze Sequenz entweder allein, als Paar oder in der Gruppe. In kleinen Gruppen werden die Teilnehmenden dazu eingeladen, eine Zusammenfassung der Stunde zu gestalten, indem sie eine etwa einminütige Sequenz oder Choreografie zeigen.

Es ist wichtig, dass die Teilnehmenden das Feedback in „Ich-Botschaften" formulieren. Auch als ÜbungsleiterIn empfiehlt sich Übung in der Vermittlung von „Ich-Botschaften". Folgende „Formel" ist von Anna Halprins *Live-Art*-Prozess inspiriert: „Was sehe ich, was spüre ich, was stelle ich mir vor?" [58]. Diese Formel kann helfen, Bewertungen zu vermeiden und in den „Ich-Botschaften" zu bleiben. Aber als ÜbungsleiterIn kannst du deine eigene Formel finden – nimm dir das als kleine Übungsaufgabe vor!

REMIND   Feedback geben und akzeptieren, ohne zu bewerten und sich betroffen zu fühlen, ist nicht immer leicht! Es ist wichtig, eine Struktur zu geben und die Teilnehmenden einzuladen, das Erlebte auszudrücken. Dabei wird betont, dass es nicht um Bewertung von gut oder schlecht geht, sondern um die subjektive und individuelle Wahrnehmung und den gegenseitigen Austausch.

Variation im Verlauf des Trainings

In einem wöchentlichen Kurs können das Feedback und der Abschluss nicht jedes Mal ein großes Gewicht haben oder viel Zeit beanspruchen. Trotzdem ist es fruchtbar, die Teilnehmenden einzuladen, jede Stunde mit einem kurzen Abschluss zu beenden. Beispielsweise können folgende Fragen mit einem Wort beantwortet werden: Wie fühlen sich die Teilnehmenden? Was bleibt in ihrem Körper? Was nehmen sie mit? Alternativ können die Teilnehmenden auch aufgefordert werden, eine Farbe zu benennen, eine Bewegung auszuführen, eine Assoziation aufzuwerfen etc.

In den ersten drei bis vier Stunden ist es wichtig, dem Feedback mehr Raum zu geben, um die folgenden Stunden anzupassen. Auch nach jedem einzelnen der sechs Blöcke sollten Rückmeldungen gesammelt werden, da wir bestimmte Ziele erreichen wollen. Hier können wir dann leichter überprüfen, ob die geplanten Meilensteine erzielt worden sind.

Zum Abschluss des *REMIND*-Programms ist es von Bedeutung, das gemeinsame Üben angemessen abzuschließen und einen angenehmen Abschied zu gestalten. Die Gruppe hat viel Zeit miteinander verbracht, sich kennengelernt, weiterentwickelt und jede/r Einzelne hat sich selbst auf eine neue Weise erleben können. An dieser Stelle könntest du als ÜbungsleiterIn die Teilnehmenden eine Gruppenskulptur mit dem Thema Abschied bauen, einen Abschiedstanz in Bewegung durchführen lassen oder jede/n ermutigen, für die Gruppe zu tanzen. Achte dabei auf die Gruppendynamik und das, was deiner Gruppe zum Abschluss des Kurses guttun würde.

REMIND   Hab keine Angst, wenn es nicht immer möglich ist, einen ritualisierten Abschluss zu gestalten. Vertrau darauf, dass die Teilnehmenden ihre Erfahrung individuell verarbeiten.

Hier hast du Platz für eigene Gedanken, offene Fragen und persönliche Notizen:

4.3 Kerninstrumente des Programms

Das REMIND-Programm wird von zwei wiederkehrenden Kerninstrumenten durch-
zogen, dem *„Stop and Go"* sowie dem *„Spiegeln"*. Diese beiden Prinzipien sollen ge-
sondert hervorgehoben werden, da sie auch in anderen Übungen als Variation eingesetzt werden und somit ihre Wirkung verstärkt werden kann.

4.3.1 Stop and Go – Variationen

Die Gruppe geht durch den Raum, alle führen – den eigenen Impulsen folgend –
Richtungswechsel aus, bis mit lauter Stimme die/der ÜbungsleiterIn ein plötzliches
Anhalten anordnet. Dies geschieht wiederholt. Dann kann jede/r Teilnehmende einmal das „Stopp" ausrufen. Anschließend soll die ganze Gruppe das Stopp spüren,
indem alle simultan und ohne Kommando von außen anhalten und somit die Aufmerksamkeit und Bindung erhöhen.

In den unterschiedlichsten Situationen erweckt das *„Stop and Go"* in jedem Fall die
Aufmerksamkeit, aber auch Freude darüber, mit Grenzen zu leben und mit ihnen
zu spielen. Die möglichen Variationen unterscheiden sich in der Art des Gehens,
der Wahrnehmung des Raums und dem unterschiedlichen Umgehen mit der An-
wesenheit der anderen Gruppenmitglieder. Weitere Varianten, die im Verlauf des
Trainings angeboten werden können, beinhalten beispielsweise zu stoppen, wenn
man auf jemanden trifft. Auch Richtungswechsel, In-Kontakt-Bleiben, das Halten
einer Position, Statue-Spielen oder die Erfindung einer Begrüßung können aus-
probiert und in Kombination mit anderen Übungen angewendet werden.

Mittels verschiedener Laufarten kann das *„Stop and Go"* vielfältig gestaltet werden.
Man kann das Tempo variieren, sich hüpfend fortbewegen, sich seitlich oder nach
oben strecken und viele weitere Variationen erfinden. Aus dem *„Stop and Go"* wird
ein Tanz.

REMIND

> Die Variationsmöglichkeiten des *„Stop and Go"*, das heißt des Umherlaufens
> im Raum, sind unendlich und können nach Belieben variiert werden.

4.3.2 Spiegeln – Warum und wie?

Das Spiegeln und Gespiegelt-Werden ist schon in den ersten Lebensjahren eine sehr
wichtige Erfahrung. Die Bezugsperson gegenüber zu sehen und von dieser gesehen
zu werden, gestattet dem Menschen eine Wahrnehmung seiner selbst, in Kommunikation und Kontakt.

Wenn wir im Unterricht spielend spiegeln, nehmen wir uns selbst wahr. Wir schauen uns durch den Anblick der anderen an. Beim Anschauen der PartnerInnen sehe ich mich in meinem Gegenüber, in seinen/ihren Bewegungen, seinem/ihrem Gesichtsausdruck und seinen/ihren Reaktionen. Ich existiere, weil die andere Person da ist, und ich bekomme Informationen über die Wirkung meiner Handlung und Bewegung. Leider wird das Spiegeln im Erwachsenenalter oft als ein „Nachmachen" empfunden und kann Hemmungen hervorrufen. In der Tat ist Spiegeln und Gespiegelt-Werden eine notwendige Erfahrung für jedes Kind und jeden Menschen. Im Unterricht nutzen wir das Spiegeln, um Lernprozesse zu initiieren: als Lernende/r mache ich erst einmal nur nach (in Kampfkünsten und asiatischen Tanz- und Theaterformen, aber auch im Tango wurde früher nur nach Imitation gelernt). Das synchrone Bewegen kann Ruhe, Verbindung und Harmonie bewirken. Es geht darum, Vertrauen aufzubauen, gesehen, wahrgenommen und akzeptiert zu werden.

Das Spiegeln kann in verschiedenen Formen durchgeführt werden. Wenn der Fokus auf Synchronizität und Symbiose liegt, können sich Person A und Person B gegenüberstehen, A bewegt sich, B folgt der Bewegung wie vor einem Spiegel. Anschließend werden die Rollen gewechselt, dann die Partner. Mittels des Spiegelns lässt sich auch Individualität entwickeln. Hier geht es um den eigenen Willen und unterschiedliche Qualitäten. Person A gibt eine Qualität vor (Tempo, Größe, Art, im Raum zu sein, Form, Fluss usw.) und Person B antwortet mit der gegensätzlichen Qualität.

Eine weitere Variante wäre es, sich vom Führen-Folgen-Prinzip zu lösen. Dabei warten beide Partner, dass die gemeinsame Bewegung entsteht, wobei man eine tiefere Kommunikation in Offenheit und Vertrauen erreicht. Angelehnt an die Umarmung im *Tango Alternancia* kann das Spiegeln genauso im Dialog umgesetzt werden. A gibt eine Bewegung vor, B schaut zu, wartet und antwortet dann. Es geht abwechselnd weiter. Natürlich ist dieses Prinzip in seinen Varianten auch zu dritt oder in einer Gruppe (*Chace*-Kreis) möglich.

REMIND Im Hauptteil wird das Spiegeln zwischen den Teilnehmenden immer wieder in verschiedenen Formen angeboten. Strukturen wiederholen sich, Bewegungen und Sequenzen werden fließend. Es wird immer wieder zum Austausch eingeladen, erst zu zweit und dann in der Gruppe.

Das Spiegeln ist die erste Form von Kontakt. Spiegeln ist wichtig, um eine wirkliche Berührung zu erleben – es kann sich in Kontaktübungen entwickeln. Person A hält einen unsichtbaren Faden zwischen sich und Person B. A bewegt mit dem Faden verschiedene Körperteile von B ohne direkten Kontakt. Anschließend werden die Rollen gewechselt. Eine andere Anregung wäre, dass A B berührt, B bewegt das Körperteil zur Berührung, anschließend wird gewechselt. Oder A berührt B, B bewegt das Körperteil weg von der Berührung, dann wieder wechseln. A kann B auch wie eine Puppe bewegen (ziehen, greifen, halten, modellieren), auch hier mit anschließendem Rollenwechsel.

Die Themenbereiche (siehe Unterkapitel 4.4), in denen Übungen des Spiegelns zu finden sind, lassen sich auch anhand der Kategorien von Laban beschreiben. In der ersten Woche behandeln wir die Kinesphäre (schnell/langsam), in der zweiten Woche die Dimensionen und Flächen (schnell/langsam). Anschließend geht es in Woche drei um Kraft (schwer/leicht, langsam/schnell). In Woche vier widmen wir uns den Linien und Kurven (schnell/langsam), in der fünften Woche den Formen (schnell/langsam), den stillen Formen und Übergängen. Abschließend betrachten wir in Woche sechs den Fluss (frei/gebunden, schnell/langsam).

4.4 Die Übungsblöcke: Ein thematischer Wegweiser

Das *REMIND*-Programm ist in sechs Blöcke à sechs Wochen untergliedert, kann jedoch ebenso an eine kürzere Übungsdauer angepasst werden. Es ist allerdings zu empfehlen, die Blöcke in der vorgeschlagenen Reihenfolge umzusetzen. Für jeden Übungsblock werden in diesem Abschnitt vor allem die Ziele und Aktivitäten des Hauptteils der Stunde besprochen. Je nach Ziel und Entwicklungsstand der Gruppe kann eine geeignete Erwärmung und Abschlusssequenz gewählt werden. Beispielsweise könnte das Thema einer einzelnen Stunde ein bestimmter Körperteil sein. Dies dient jedoch lediglich der Inspiration. Vergiss nicht, dass *REMIND* eine Reise ist, die sich im Laufe der Zeit verändert!

Zu jedem Übungsblock werden das Thema, die Ziele und Aktivitäten im Text beschrieben und in einer Übersichtstabelle zusammengefasst. Für jeden Übungsblock findest du zusätzlich Raum für deine persönlichen Notizen.

4.4.1 Übungsblock 1: „Ich bin hier richtig und hier darf ich sein!"

Wochen 1–6	Erwärmung (10–20 min)	Hauptteil (30–40 min)	Abschluss (5–10 min)
Ziele	• Kennenlernen • Vertrauen • Erdung • Gruppenstärkung	• Erweiterung des Bewegungsrepertoires • Berührung • Impulse für Improvisation • Flexibilität durch freie Bewegung	• Körperwahrnehmung • Entspannung • Feedback
Übungen	• Aktivierung durch freie und strukturierte Bewegung • Körperreisen (in Bewegung oder still)	• *Stop and Go* • Spiegeln • Körperteile und Labans Kategorien: aus der freien Bewegung Strukturen entwickeln • Gruppenübungen: Skulpturen bauen	• Entspannungstechniken • Körper-Wahrnehmungsübungen • Selbstmassagen
Didaktische Hinweise	• Gruppenübungen • Fokus auf Körperteile und Postur • Gleichgewicht	• Einzel-, Partner- und Gruppenübungen	• Achte darauf, wann die Gruppe oder der/die Einzelne zu Kontakt bereit ist, und bereite die Berührung vor
Musik	• Flotte Erwärmung oder *Flow*	• Verschiedene Stimmungen • Ohne Musik	• Entspannung mit oder ohne Musik
Variation	• Zeitlupe oder schnelleres Tempo	• Variation von *Stop and Go* • Spiegeln • Kontaktübungen	• Kurze Massagesequenzen • Verbaler Austausch
Alternativen	• Vertrauensübungen	• Führen und Folgen in verschiedenen Variationen	• **Abschluss der sechs Wochen:** in kleinen Gruppen eine Sequenz gestalten, erinnern und zeigen

Thema

Zu Beginn geht es um das Aktivieren und Kennenlernen des eigenen Körpers durch einfache Schritte und die Wahrnehmung der gesamten Gruppe. Laufen in verschiedene Richtungen (nach vorne, hinten und zur Seite), zu verschiedener Musik sowie einzeln, zu zweit oder in kleinen Gruppen.

Ziele

In diesem Block geht es vordergründig darum, sich kennenzulernen – untereinander, aber auch sich selbst. Neben dem Aufbau des Gruppengefühls soll auch das Vertrauen in die eigenen Fähigkeiten gestärkt werden. Wie im Motto beschrieben wollen wir ein angenehmes Gefühl vermitteln, das es den Teilnehmenden erleichtert, sich auf das Kommende einzulassen. In diesem geschützten Raum soll es möglich sein, offen und frei zu kommunizieren. Im Hinblick auf den Körper streben wir die Erweiterung des Bewegungsrepertoires an. Dabei fokussieren wir uns auf Erdung, Beweglichkeit und Körperhaltung und schaffen durch freie Bewegung mehr Flexibilität. Ebenso werden erste Impulse für die Improvisation gegeben.

REMIND   Für die ersten Termine ist es gut, eine feste Struktur vorzugeben.

Integration des Gelernten

Zum Abschluss des ersten Blocks könnten die Teilnehmenden in Gruppen eine kurze Sequenz gestalten, erinnern und zeigen. In dieser Sequenz soll Struktur erkennbar sein, sodass man sie wiederholen könnte. Darüber hinaus sollte diese Sequenz verschiedene Kontaktformen (einzeln, in Paaren, in der Gruppe) beinhalten.

Notizen:

4.4.2 Übungsblock 2: „Ich fühle mich mit mir und den anderen verbunden!"

Wochen 7–12	Erwärmung (10–20 min)	Hauptteil (30–40 min)	Abschluss (5–10 min)
Ziele	• Vertiefung der Körperwahrnehmung • Selbstvertrauen • Kommunikation durch *Bartenieff Fundamentals*	• Tango – *Paso Básico* in beiden Rollen durch *Bartenieff Fundamentals* erlernen	• Körperwahrnehmung und Entspannung • Feedback
Übungen	• Die sechs Bewegungsmuster	• Tanztechnik durch die sechs Bewegungsmuster • Anwendung der Bewegungsmuster im Tangogrundschritt • Erste Struktur der Umarmung	• Atemtechniken • Übungen zur Achtsamkeit • Selbstmassagen
Didaktische Hinweise	• Fokus auf Qualität der Bewegung • Verbindung und Empathie durch *Bartenieff Fundamentals*	• *Sistema Dinzel©*: Berührung • *Wert der Pause einbauen* • *Mirada*, Kommunikation • Blickkontakt	• Nach dem Kontakt zurück zum eigenen Körper
Musik	• Verschiedene Stimmungen	• Tango Musik	• Langsamer Tango • Entspannung mit oder ohne Musik
Variation	• Wiederholungen • Verbesserung der Stabilität und Qualität der Bewegungen	• *Bartenieff Fundamentals* + *Paso Básico* • Amöbe – *Zero* • Seestern – Projektion + Schritt • Delfin – Kreuz • Frosch – *Parada* • Eidechse – *Calibre* • Katze – *Ochos*	• Verbaler Austausch
Alternativen	• Wiederholungen von Labans Kategorien	• Technik *Camminata* • Gewichtsverlagerung • Gehen • Verschiedene Rhythmen • Verdopplung • Strukturen: Viereck, Rechteck, parallel und daneben laufen	• **Abschluss der sechs Wochen:** persönliche Variation des Grundschritts

Thema

Das übergeordnete Thema dieser Übungen sind die sechs Bewegungsmuster von Bartenieff, die den Tango-Grundschritt unterstützen. Wir erwärmen uns mithilfe dieser sechs Bewegungsmuster; zuerst alle zusammen und anschließend wird pro Woche ein Bewegungsmuster vertieft. Im Hauptteil finden schließlich strukturierte Übungen und Anwendungen statt, die als Muster des späteren Grundschritts dienen. Der Grundschritt wiederum wird in beiden Rollen erlernt (*Hombre, Mujer*).

Ziele

In diesem Block wird die Vertiefung der Körperwahrnehmung angestrebt. Dazu gehört nicht nur die weitere Progression des Bewegungsrepertoires, sondern auch die Verbesserung der Stabilität. Wie im Thema beschrieben soll die Struktur des Tango-Grundschritts in beiden Rollen erlernt und gefestigt werden. Dabei werden Schrittfolgen wiederholt und damit das Gedächtnis geschult.

REMIND   Übe den Wert der Pause! Die Pause ist Teil des Tanzes und unterstreicht einen Rhythmus – jeder Mensch hat einen ganz eigenen Rhythmus mit inneren Impulsen. Dieser innere Rhythmus kann innerhalb der Bewegung erkannt werden.

Integration des Gelernten

Lass die Teilnehmenden eine Variation des Grundschritts entwickeln und zeigen. Dabei kann der Fokus auf verschiedene Qualitäten nach den *Bartenieff Fundamentals* gelegt werden. Zudem sollten sie die Tiere der Bewegungsmuster verinnerlicht haben.

Notizen:

4.4.3 Übungsblock 3: „Ich bewege mich, wie ich bin!"

Wochen 13–18	Erwärmung (10–20 min)	Hauptteil (30–40 min)	Abschluss (5–10 min)
Ziele	• Wahrnehmung und Aktivierung des Körpers • Technik und Ausdruck unterstützen	• Entwicklung von Tango: Sequenzen erweitern • Bewegungsrepertoires langsam befreien (ganzheitlich) • Erweiterung der Struktur des Grundschritts • Spielen mit Stabilität	• Körperwahrnehmung und Entspannung • Feedback
Übungen	• Kurz durch den Körper gehen oder fokussiert auf Technik	• Technik: Vertiefung • Pivot, Dissoziation einzeln und zu zweit • Grundschritt Variationen – Ocho vorne, hinten • Atem in der Umarmung	• Entspannungstechniken • Selbstmassagen
Didaktische Hinweise	• Kurzes Ankommen im Körper • Fokus auf Technik	• Laban (Kategorien und Efforts): Raum, Zeit, Fluss, Kraftdosierung • Sistema Dinzel©: Sequenzen und Einführung in die Improvisation • Einzel- und Partnerübungen	• Formen von Kontakt – einzeln, in Paaren und Gruppe
Musik	• Flotte Erwärmung • Flow • Ohne Musik	• Tango • Vals • Milonga	• Entspannung mit oder ohne Musik
Variation	• Zeit, Raum und weitere Kategorien nach Laban variierend	• Wiederholungen • Richtungen • Teilen und kombinieren • Vom einfachen Gehen zum Grundschritt	• Verbaler Austausch
Alternativen	• Vorbereitung für die Technik der Stunde	• Grundschritt nach der Struktur analysieren • Vertiefung der Umarmung	• **Abschluss der sechs Wochen:** Variationen in der Struktur des Grundschritts nach Laban

Thema

In diesem Übungsblock fokussieren wir uns auf die Kategorien nach Laban. Wir wollen den Grundschritt nach seiner Struktur analysieren, ihn wiederholen, in verschiedene Richtungen ausführen, ihn aufteilen und wiederum kombinieren. Dabei können wir den Grundschritt auch „entstehen" lassen, beispielsweise vom einfachen Gehen zum Grundschritt gelangen. Ein weiterer wichtiger Teil ist die

Vertiefung der Umarmung. Hierbei geht es darum, Empathie zu entwickeln, zu sensibilisieren und mit uns selbst und anderen in Verbindung zu treten.

Die Erwärmung kann aus verschiedenen Gehübungen bestehen (kreuzen, verdoppeln, Richtungswechsel, im Kreis gehen). Im Hinblick auf die Technik werden hier der *Pivot* und Dissoziation allein oder zu zweit vertieft. Die Strukturen beinhalten das Laufen im Viereck und im Rechteck sowie paralleles oder Nebeneinander-Laufen. Auch der Grundschritt kann angewendet werden.

Ziele

Wir knüpfen an die Weiterentwicklung der Körperwahrnehmung an, da diese die Bewegung und den persönlichen Ausdruck im Tanz unterstützt. Durch das Spiel mit der Stabilität kann eine weitere Sensibilisierung der eigenen Wahrnehmung erfolgen. Die gelernte Technik wird vertieft und die Bewegungsrepertoires allmählich befreit, sodass eine Erweiterung des Grundschritts durch individuelle Variationen der Struktur möglich wird. Dies kann individuell in den Kategorien Raum, Zeit, Form, aber auch mittels Kraft oder in der Vorstellung von Naturelementen umgesetzt werden. Wir verfolgen hierbei eine Struktur der Steigerung, in der wir kurze Choreografien, Improvisation und die Integration von Struktur und Improvisation (Spiel) nutzen. Der Grundschritt wird nun in beiden Rollen sowohl vorwärts als auch rückwärts erlernt. Hinzu können die *Salida Americana* und die *Ochos* kommen. Auch die Umarmung wird durch Empathie, Sensibilisierung und Verbindung weiter vertieft. Im gesamten Block sollen Variationen angeboten, die Technik vertieft und Bewegungsfolgen wiederholt werden.

Integration des Gelernten

Die Teilnehmenden sind nach diesem Block eingeladen persönliche Variationen des Grundschritts nach Labans Kategorie zu entwickeln und zu zeigen (groß/klein, schwer/leicht, kurvige/geradlinig, schnell/langsam).

Notizen:

4.4.4 **Übungsblock 4:** „Ich bewege mich im Raum und zur Musik!"

Wochen 19–24	Erwärmung (10–20 min)	Hauptteil (30–40 min)	Abschluss (5–10 min)
Ziele	• Vorbereitung des Körpers	• Vertiefung der Technik und Sequenzen • Berührung – Empathie	• Raum erweitern
Übungen	• Laban: Fokus auf Raum (direkt/indirekt, klein/ mittel/groß), Flächen und Dimensionen	• Wiederholung und Vertiefung der Technik und Sequenzen • Variationen der Umarmung • Variation des Grundschritts: *Las Tablas*	• Entspannungstechniken • Selbstmassagen
Didaktische Hinweise	• Die Arbeit mit dem Raum weckt die kognitiven Kompetenzen	• *Sistema Dinzel©*: Grundschritt, Umarmung, Improvisation • Fokus auf Berührung und Empathie	• Einzel- und Gruppenübungen zur Raumwahrnehmung
Musik	• Verschiedene Stimmungen	• Tango-Musik	• Langsamer Tango • Entspannung mit oder ohne Musik
Variation	• Wiederholungen • Verbesserung der Stabilität und Qualität	• *Cilindro de Contención* • *Giro* • Entwicklung der *Parada* und was aus der *Parada* folgt; in beiden Rollen • Rhythmen: *Milonga, Vals*	• Verbaler Austausch
Alternativen	• Wiederholung von Labans Kategorien	• Technik *Camminata* • Gewichtsverlagerung • Gehen • Verschiedene Rhythmen • Verdopplung • Kreuz hinten, Kreuz vorne	• **Abschluss der sechs Wochen:** Gruppenarbeit zum Grundschritt in verschiedenen Raumrichtungen

Thema

Die Übungsstrukturen dieses Blocks werden von der Wahrnehmung des Raums begleitet. Außerdem werden weitere Variationen des Grundschritts angeboten. Damit wird insbesondere räumliche Kognitionen und die Orientierung im Raum (sog. visuospatiale Fähigkeit) angeregt.

Ziele

In diesem Block wird neben der Vertiefung des Grundschritts eine Reihe neuer Techniken eingeführt (*Cilindro de Contención, Giro,* Entwicklung der *Parada* und was aus der *Parada* folgt: *Sandwich, Pasadas, Gancho* in beiden Rollen). Wir konzentrieren uns auf Technik und Umarmung. Die Rhythmen, die hier im Vordergrund stehen, sind *Milonga* und *Vals.* Zudem werden *Las tablas del Tango* nach Folques eingeführt.

Integration des Gelernten

Austausch in der Gruppenarbeit über die verschiedenen Möglichkeiten, den Grundschritt auszuführen, hinsichtlich verschiedener Raumrichtungen sowie in der Verbindung kürzerer Abschnitte.

Notizen:

4.4.5 Übungsblock 5: „Ich bin frei!"

Wochen 25–30	Erwärmung (10–20 min)	Hauptteil (30–40 min)	Abschluss (5–10 min)
Ziele	• Empathie und Flexibilität	• Sensibilisieren und Verfeinern der Technik • Einführung in Improvisation	• Freiheit zu zweit unterstützen • Verbindung vertiefen
Übungen	• Blick auf Spiralen, Bewegungen, Torsionen Flexibilität	• Technik: Vertiefung verschiedener Improvisationsübungen aus dem *Sistema Dinzel*©	• Massagen • Frei tanzen
Didaktische Hinweise	• Gruppenübungen in der horizontalen Fläche	• Laban (Kategorien und *Efforts*) • *Sistema Dinzel*©: Improvisation • Einzel- und Partnerübungen	• Es wird mehr Zeit für freies Experimentieren und Kontakt geben
Musik	• flotte Erwärmung oder *Flow*	• Tango • *Milonga* • *Vals*	• Entspannung: mit oder ohne Musik
Variation	• nach Labans Kategorien	• Weitere Formen der Umarmung • Von der offenen zur geschlossenen Umarmung	• Verbaler Austausch
Alternativen	• Vorbereitung für Technik der Stunde	• Übungen zu Wahrnehmung, Kreativität und Improvisation • Gruppenübungen	• **Abschluss der sechs Wochen:** Sequenzen und freie Improvisation in geschlossener Umarmung

Thema

In diesem Übungsblock vertiefen wir die Verbindung in der Umarmung mit verschiedenen Elementen. Eine tiefere Verbindung mit dem Partner erlaubt auch die Übung komplexerer Strukturen.

Ziele

Wir beschäftigen uns vor allem mit der Umarmung in allen Varianten und stellen das Thema Freiheit in den Vordergrund. In beiden Partnerrollen werden die Techniken *Cilindro de Contención, Molinete, Parada, Pasada* und *Ganchos* wiederholt. Wir bereiten sie vor mit Aufmerksamkeit auf Torsion und Spiralbewegung. Auch hier kommen die Rhythmen *Milonga* und *Vals* zum Einsatz. Wir arbeiten uns von der offenen zur geschlossenen Umarmung vor und greifen die Sensibilisierung auf.

Integration des Gelernten

Erarbeitung kurzer Sequenzen in der geschlossenen Umarmung. Fließende Entwicklung weiterer Strukturen aus dem Grundschritt mit einem klaren Abschluss.

Notizen:

4.4.6 **Übungsblock 6:** „Ich interagiere frei mit Anderen in einer Gemeinschaft"

Wochen 31–36	Erwärmung (10–20 min)	Hauptteil (30–40 min)	Abschluss (5–10 min)
Ziele	• Vorbereitung für den Körperrückblick	• Integration der verschiedenen Komponenten (sozial, motorisch, emotional) • Persönlichen Ausdruck im Tanz finden • Bewegungsrepertoires frei benutzen • Durch Improvisation weitere Entwicklung der Improvisationsmöglichkeiten	• Raum für Klärung offener Fragen Abschied vorbereiten
Übungen	• Anfangserwärmungen wiederholen	• Wiederholung und Vertiefung der Tango-Technik • Spiel • Improvisation	• Rückblick
Didaktische Hinweise	• Raum für Fragen geben	• *Sistema Dinzel©:* • Das „Führen und Folgen"-System überwinden – Freiheit	• Abschluss des Kurses achten
Musik	• Verschiedene Stimmungen	• Tango Musik	• Langsamer Tango ohne Musik
Variation	• Wiederholungen • Verbesserung der Stabilität und Qualität	• Improvisationsübungen nach Dinzel: *Parada, Sincronismo, Alternancia, Ajedrez, Pié fijo* u. a. • Sequenzen • Rollenwechsel • *Milonga* und *Vals*	• Abschied gestalten
Alternativen	• Wiederholung von Labans Kategorien	• Wiederholung Raum für Fragen	• **Abschluss der sechs Wochen:** offen

Thema

In diesem Übungsblock geht es thematisch weniger darum, die Tangotechnik zu festigen, sondern insbesondere den Kontakt und die Kommunikation in der Paarbewegung und mit der Gruppe gemeinschaftlich weiterzuentwickeln und zu vertiefen. Die Kreativität und Improvisation stehen hierbei im Vordergrund.

Ziele

Im letzten Block wollen wir noch einmal den Fokus verstärkt auf die Freiheit legen. Der persönliche Ausdruck der Teilnehmenden im Tanz und der Bewegung ist der Kernpunkt dieses Blocks. Die erlernten und entwickelten Bewegungsrepertoires sollen, beispielsweise durch Improvisationsübungen, frei genutzt werden. Damit soll das Führen-Folgen-System überwunden werden. Die Improvisationsübungen nach *Dinzel* eignen sich hierbei besonders, um die beschriebenen Ziele zu erreichen.

Integration des Gelernten

Hier geht es nicht mehr um das Erarbeiten und Zeigen, sondern um die Entwicklung der bewertungsfreien Kreativität und Freiheit im improvisierten Tanz in der Gruppe. Für das verbale Feedback kann auch mehr Zeit eingeplant werden. Es ist wichtig, die Gruppe auf den Abschluss des Kurses sowie auf den Abschied von den anderen Teilnehmenden vorzubereiten. Man sieht sich zum letzten Mal, einige werden sich weiter treffen, andere nicht. Der verbale Austausch ist wichtig.

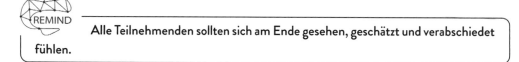

REMIND fühlen. | Alle Teilnehmenden sollten sich am Ende gesehen, geschätzt und verabschiedet fühlen.

Notizen:

4.5 Wie setze ich REMIND in der Praxis um?

Im Folgenden werden dir konkrete Beispiele gegeben, wie du das *REMIND*-Programm in der Zielgruppe umsetzen kannst. Nutze die Fragen und den freien Platz unter „*REMIND* Yourself", um deine persönlichen Vorstellungen, Impulse und Ideen zum Programm festzuhalten. Jede Teilnehmendengruppe, jeder Übungsblock, jede Übungsstunde nimmt eine ganz individuelle Dynamik an, die wiederum die Auswahl an Musikstücken leiten und verändern sollte. Abschließend unterbreiten wir dir Musikvorschläge und unterstützen dich in der Vorbereitung und Planung einer eigenen Übungsstunde. Probiere es gleich einmal aus!

4.5.1 „REMIND Yourself": Eine vertiefende Anwendung

Labans Kategorien und *Efforts*

* Stell dir einen gewöhnlichen Morgen in deinem Alltag vor und beschreibe typische Handlungen! Welche „*Efforts*" finden sich hier wieder? Was könnte passieren? Lass deine eigene kurze Geschichte entstehen.

Bewegungsmuster nach Bartenieff

- ◆ Visualisiere dir jedes Bewegungsmuster in einer einfachen Skizze.

Kernkomponenten

- ◆ Überlege dir zu jeder Komponente eine Übung und beschreibe die Stimulationen der Übung.

Erwärmung

- Gestalte ein Erwärmungsbeispiel!

Abschlussphase

- Wie würde dein „Abschlussritual" der Stunde aussehen?

Innere Haltung und eigene Grenzen

- Frage dich, welche inneren Grenzen du spüren könntest. Wo siehst du eine Herausforderung, deine innere Haltung zu bewahren? Was sind mögliche Schwierigkeiten? Vielleicht fallen dir auch Lösungen ein!?

Verlauf in sechs Blöcken

- Beschreibe jeden Block mit einem Wort und arbeite so den jeweiligen Fokus heraus.

4.5.2 Musikempfehlungen

Musikempfehlung nach Themen

Thema	Musikgenre	Alben/InterpretInnen/KünstlerInnen (Vorschläge)
Entspannung/ Meditation	• Naturklänge • Klangschalenmusik • Mantra-Gesang	• Sayama • Dewa Che, Chenresi (von Dechen Shak-Dagsay) • Ludovico Einaudi • Arvo Pärt
Erwärmung in Zeitlupe		• In Search of Simurgh (von Radio Derwisch)
Flotte Erwärmung	• Swing Musik • Weltmusik	• Ayotoro (von Dikanda) • 17 Hippies
Geerdeter Flow	• R&B • Soul • Avantgarde-Jazz • Música Popular • Reggae	• Brown Sugar (von Abiodun Oyewole) • Moreno (von Amparanoia) • Ondina (von Arto Lindsay) • Samba (von Baaba Maal)
Gebundener Fluss		• Gnossienne (von Claude Chalhoub) • Ausencia (von Goran Bregovic/Evora)
Weiter Raum	• Keltische Musik • New Age	• Only Time (von Enya)
Für Beckenübungen	• Salsa • Balkan-Musik • Arabische Musik	• Buena Vista Social Club • Fanfare Ciocarlia • Radio Tarifa
Schnell/Abgehackt	• Weltmusik • Gypsy Punk	• Ya Ya Ringe Ringe Raja (von Goran Bregovic) • Duj Sandale (von Kusturica/No Smoking Orchestra)

• Suche deine Lieblingsmusikstücke und stell dir vor, in welcher Situation du diese nutzen würdest. Erstelle deine eigene Playlist.

Musikempfehlungen – TANGO

Der Tango ist eine Musik, die sich über 100 Jahre entwickelt hat und noch immer entwickelt. Aus diesem Grund sind die Kategorisierung und Empfehlungen der Musik sehr komplex. Im Folgenden wurden einfache Kategorien gewählt, um sich einen Eindruck verschaffen zu können.

Die verschiedenen **Orchester und Komponisten** haben unterschiedliche Qualitäten:

* RHYTHMISCH: Canaro (geerdet), Biagi, Donato (erfrischend), D'Arienzo (treibend)
* MELODISCH: Fresedo, Caló
* PLASTISCH: Pugliese, Piazzolla

Orchester des 21. Jahrhunderts:

* Esteban Morgado
* Demoliendo Tango
* El Cachivache
* Orquesta Romántica Milonguera
* El Arranque Cabulero
* Típica Misteriosa
* Ariel Ardit (Sänger)
* Tripa Bonfiglio (Bandoneonist)

Elektrotango

* Bajo Fondo
* Gotan Project
* Otros Aires
* Narcotango
* Tanghetto

Zum Tango gehören auch verschiedene **Stile** und **drei Rhythmen**:

* MILONGA ist ein schneller Rhythmus. *Milongas* sind normalerweise sehr rhythmisch und schnell, es gibt aber auch „geerdete" und „luftigere" Stücke.
* VALS wird im Dreiviertel-Takt gespielt und bringt Fluss und Schwung. Dieser Rhythmus macht wach und eignet sich gut nach einer Pause, um die Teilnehmenden wach, fröhlich und leicht durch den Raum schwingen zu lassen.
* TANGO hat einen strukturierten und regelmäßigen Rhythmus. Er erdet und gibt Halt.

REMIND

Dies sind nur beispielhafte Musikempfehlungen. Es gibt viele KomponistInnen und Musikstile – wähle aus, was dir gefällt! Übe die Bewegungen zur Musik, ohne dabei nachzudenken oder den Takt klatschen zu wollen. Das Ziel ist es, den Rhythmus der Musik wahrzunehmen und diesen in Bewegungsformen umzusetzen.

Klassische Lieder:

* TANGO
  - La Cumparsita, in der Version von Osvaldo Fresedo
  - Uno, in der Version von Biagi, Demare
  - A Evaristo Carriego, von Pugliese

- VALS
  - Soñar in nada más, von Carano
  - Lagrimas y sonrisas, von Biagi
  - Tres Mañanas, von Demoliendo Tango

- MILONGA
  - El Llorón, in drei Versionen: D'Arienzo, Hugo Diaz und Natalia and the Electronic Band
  - Milonga Sentimental, Canaro
  - Milonga de mis amores, Canaro

- Langsame TANGOS
  - Kronos Quartet – Morango, Almost a Tango
  - Hace veinte años, Piazzolla, Mulligan
  - Petit Music, von Demoliendo Tango

Hier hast du Platz für eigene Gedanken, offene Fragen und persönliche Notizen:

4.5.3 Planung und Auswertung der eigenen Übungsstunde

ÜbungsleiterIn: _____

Datum: _____

STUNDENVORBEREITUNG

Thema der Stunde:

_____

_____

Geplanter Ablauf: ☐ vorbereitet/strukturiert   ☐ intuitiv entwickelt/improvisiert

Struktur:	Aktivitäten, Techniken, Übungen, Bewegungsprinzipien, Musik	Dauer
Erwärmung		
Hauptteil		
Abschluss		

Inhalt der Stunde: ☐ kognitiv ☐ motorisch ☐ technisch ☐ rhythmisch

☐ affektiv ☐ akustisch ☐ taktil ☐ kreativ ☐ interaktiv

☐ ...

STUNDENPROTOKOLL

Anzahl der Teilnehmenden: _____ von max. _____

Tatsächlicher Ablauf:

Struktur	Aktivitäten, Techniken, Übungen, Bewegungsprinzipien, Musik	Dauer
Erwärmung	Was hat gut funktioniert? Was hat nicht so gut funktioniert?	
Hauptteil	Was hat gut funktioniert? Was hat nicht so gut funktioniert?	
Abschluss	Was hat gut funktioniert? Was hat nicht so gut funktioniert?	

Was waren die inhaltlichen Schwerpunkte der Stunde?

☐ kognitiv ☐ motorisch ☐ technisch ☐ rhythmisch ☐ affektiv ☐ akustisch
☐ taktil ☐ kreativ ☐ interaktiv ☐ ...

inhaltlich: _____

emotional: _____

Evaluation des/der ÜbungsleiterIn:

Heute habe ich...

... die Gruppe vorrangig wie folgt angeleitet:

☐ direktiv   ☐ nicht direktiv   ☐ provokativ

☐ verbal   ☐ nonverbal   ☐ unterstützend

☐ bestimmt   ☐ konfrontativ   ☐ emotional

☐ sensibel   ☐ empathisch

☐ anerkennend   ☐ explorativ

☐ aktiv teilnehmend   ☐ passiv teilnehmend

	nein, gar nicht	ja, vollständig
... mich frei und ungezwungen gefühlt:	0 – 1 – 2 – 3 – 4 – 5 – 6 – 7 – 8 – 9	
... meine Ziele erreichen können:	0 – 1 – 2 – 3 – 4 – 5 – 6 – 7 – 8 – 9	
... mich eng an das Konzept des Manuals gehalten:	0 – 1 – 2 – 3 – 4 – 5 – 6 – 7 – 8 – 9	

∿ ... Folgendes ergänzt/verändert:

_____

_____

Was ist mir leichtgefallen?

_____

_____

Was würde ich anders tun?

_____

_____

Gab es Veränderungen/Entwicklungen im Vergleich zu vorherigen Stunden?

_____

_____

Evaluation der Gruppe (Feedback, Reaktionen und Befindlichkeiten):

_____

_____

Stimmung der Gruppe	**nein, gar nicht**	**ja, vollständig**
aktiv:	0 – 1 – 2 – 3 – 4 – 5 – 6 – 7 – 8 – 9	
träge:	0 – 1 – 2 – 3 – 4 – 5 – 6 – 7 – 8 – 9	
rezeptiv:	0 – 1 – 2 – 3 – 4 – 5 – 6 – 7 – 8 – 9	
abwesend:	0 – 1 – 2 – 3 – 4 – 5 – 6 – 7 – 8 – 9	
angespannt:	0 – 1 – 2 – 3 – 4 – 5 – 6 – 7 – 8 – 9	
gelassen:	0 – 1 – 2 – 3 – 4 – 5 – 6 – 7 – 8 – 9	
bedrückt:	0 – 1 – 2 – 3 – 4 – 5 – 6 – 7 – 8 – 9	
beschwingt:	0 – 1 – 2 – 3 – 4 – 5 – 6 – 7 – 8 – 9	
freudig:	0 – 1 – 2 – 3 – 4 – 5 – 6 – 7 – 8 – 9	
emotional:	0 – 1 – 2 – 3 – 4 – 5 – 6 – 7 – 8 – 9	

Ergänzende Anmerkungen:

_____

_____

_____

_____

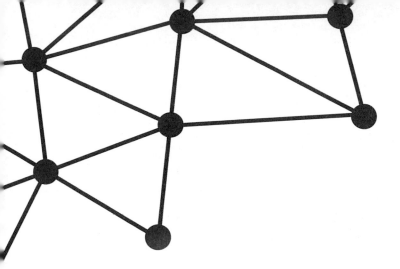

Kapitel 5

Die Anleitung von REMIND: Tipps und Tricks

Was Dich erwartet

- Pädagogische Empfehlungen
- Umgang mit Herausforderungen
  - Sensibilisierung und praktische Hilfe
  - Übungen zur Selbstreflexion

Dieses Kapitel gibt dir pädagogische Hinweise, die deine eigene Haltung betreffen, beschreibt mögliche Herausforderungen und bietet Lösungsansätze, um mit diesen umzugehen. Hiermit kannst du dich optimal auf deine Übungsstunden vorbereiten. Darüber hinaus wird genauer auf die Besonderheiten der Zielgruppe des *REMIND*-Programms eingegangen.

5.1 Pädagogische Empfehlungen

Beim Unterrichten und Anleiten der Stunde kommt es nicht nur auf die Technik, den Aufbau, die Musik oder die Übungen selbst an. Du als ÜbungsleiterIn nimmst eine zentrale Rolle im Kurs ein und gestaltest die Erfahrungen der Teilnehmenden – durch das Übungsprogramm genauso wie durch deine individuelle Persönlichkeit. Dabei spielen dein Auftreten, deine Art zu kommunizieren, sowie deine Mimik und Gestik bedeutende Rollen. Kurzum, du trägst durch deine innere Einstellung wesentlich zum Erfolg des *REMIND*-Programms bei. In den nächsten Zeilen erhältst du daher praktische Tipps und Anregungen, wie du deine Stunde didaktisch aufbaust und wie du dich positiv, wertschätzend und mit deinen Stärken einbringen kannst.

5.1.1 Die innere wertschätzende Haltung

- Sei bewertungs- und urteilsfrei.
- Bleib im Fluss – du musst nicht unbedingt an einem Plan festhalten.
- Vertrau auf deine Kompetenzen und die Empfindungen der Teilnehmenden.
- Gemeinsames Lachen bewirkt Wunder! Nimm dich selbst nicht allzu ernst.
- Fragen bringen dich als ÜbungsleiterIn weiter.
- Übe Akzeptanz und Loslassen!
- Bereite dich gut auf die Stunde vor, bleib jedoch flexibel. Wenn etwas nicht funktionieren sollte, bestehe nicht auf deinem Plan, sondern versuche, neu zu denken.
- Habe Vertrauen in dein Bauchgefühl und deine Intuition!

5.1.2 Didaktische Tipps

Korrekturen

Es wird immer wieder dazu kommen, dass Teilnehmende korrigiert werden müssen. Dies ist für den Lernprozess wichtig und dient der Entwicklung der Teilnehmenden!

Wenn dir etwas Korrekturbedürftiges auffallen sollte, wirf es zunächst in den Raum und richte dich an die gesamte Gruppe. Wenn die Person, an die sich deine Korrektur gerichtet hat, keine Verbesserung zeigt, ist es ratsam, sie namentlich anzusprechen oder noch besser direkt auf sie zuzugehen. Dann kannst du zunächst loben, Vertrauen aufbauen und sie dann erst verbessern. Suche dir anschauliche sprachliche Bilder, um alternative Möglichkeiten aufzuzeigen. Wenn es die Person erlaubt, kannst du auch Berührungen nutzen, um sie eine Bewegung besser spüren zu lassen. Im Idealfall lässt du dich berühren, wenn du selbst die Übung ausführst.

Zeige die Bewegung ruhig noch einmal, denn von Wiederholungen profitieren alle Teilnehmenden. Hierbei sollte deine Sprache liebevoll und wohlwollend sein. Füge Erklärungen zur Korrektur hinzu. Das ist wichtig, um die Funktionalität der Bewegung beispielsweise im Hinblick auf die Gesundheit zu verdeutlichen. Finde Bilder, welche die Bewegung lebhaft veranschaulichen, vor allem dann, wenn die Teilnehmenden mit der Anatomie des Körpers nicht so vertraut sind.

5.1.3 Gezielt fördern – nicht überfordern

„Schwierige Übungen" und Kombinationen

Um es den Teilnehmenden beim Erlernen der Bewegungsübungen möglichst leicht zu machen, werden zunächst Einzelübungen vorgeschlagen, die wiederholt praktiziert werden können. Dies geschieht so lange, bis die einzelnen Übungen in einer Folge von drei oder vier Bewegungselementen zusammengefügt und kombiniert werden können. Das erleichtert das Koordinieren der Bewegungen und Bewegungsfolgen und zudem beugt Langeweile vor.

Koordination schulen

Unsere Koordination ist die Fähigkeit, gleichzeitig Bewegungen in verschiedenen Bereichen und Körperteilen zu organisieren und zu steuern: oben und unten, Arme und Beine, aber auch rechts und links. Lass die Teilnehmenden die Bewegung anfänglich nur mit einem Bereich oder einer Körperpartie durchführen. Ermutige sie dabei loszulassen, weniger nachzudenken und in der Bewegung zu bleiben, bevor du den nächsten Teil hinzufügst.

Geschwindigkeitsänderungen

Wenn die Übungen in einem schnelleren Tempo wiederholt werden, erscheinen sie manchmal schwieriger, insbesondere in komplexen Sequenzen. Aber was bedeutet schwierig? Versuche zunächst, die Ausführung aller Übungen zu verlangsamen, auch die der einfachsten, wie z. B. Gehen, und du wirst sehen, wie sehr die Stabilität der Teilnehmenden auf die Probe gestellt wird – ganz zu schweigen von der Geduld. Das Verlangsamen und Beschleunigen oder einfach das Steuern der Geschwindigkeit der Übungen erhöht nicht nur die Aufmerksamkeit, sondern entwickelt auch unser Gleichgewicht.

Gleichgewicht und Stabilität

Gleichgewicht ist die Gesamtverbindung von oben, unten, vorne, hinten, rechts und links mit der Mitte und mit der eigenen Achse. Um ein stabileres Gleichgewicht zu erreichen, müssen wir dynamisch mit Veränderungen umgehen. Balance ist dynamisch, sie ist die Suche nach nicht statischer Stabilität und bedeutet, innerlich in Bewegung zu bleiben. Balance bedeutet nicht, um jeden Preis in der aktuellen Position verankert zu bleiben, sondern die Möglichkeit zu haben, sich anzupassen, ohne die Wahrnehmung für sich selbst, den eigenen Raum und die eigene Position zu verlieren.

In Balance zu sein, erfordert keine starre Haltung. Wir müssen die Schwerkraft spüren und die Fähigkeit haben, das Gewicht loszulassen. Für die Schulung des Gleichgewichts ist es unerlässlich, den Körper in instabile Situationen zu bringen, auf einem Bein zu stehen, auf die Fußspitzen oder Fersen zu gehen, sich auf eine bewegliche Oberfläche zu begeben oder mehrere dieser Dinge in Kombination zu tun.

5.2 Mit Herausforderungen konstruktiv umgehen

5.2.1 Umbruch und Motivation

Wie jede Veränderung im Leben bringt auch die Teilnahme im *REMIND*-Programm etwas Neues mit sich. Neues zu begrüßen, ist nicht immer einfach und kann anfangs mit Widerständen einhergehen. Hier heißt es: „Dranbleiben!" und dabei die Motivation nicht verlieren. Insbesondere bei der älteren Zielgruppe, die es zu erreichen gilt, können Veränderungen als unangenehm erlebt werden. Wenn man es jedoch schafft, einen Perspektivwechsel anzuregen, können sich Widerstände leichter lösen und die Teilnehmenden können sich nach und nach auf das Übungsprogramm einlassen.

In allem Neuen steckt nicht nur eine Herausforderung, sondern auch eine Chance für Entwicklung und Verbesserung. *REMIND* möchte die Teilnehmenden achtsam, empathisch und fürsorglich begleiten. Dabei ist es wichtig und notwendig, die Teilnehmenden zu einem positiven Blick auf sich selbst und ihre Umgebung anzuregen und diesen weiterzutragen.

5.2.2 Ängste und Sorgen

Besonders bei Menschen, die bereits von einer neurodegenerativen Erkrankung betroffen sind oder ein erhöhtes Risiko dafür besitzen, schwingen oft enorme Ängste und ein Besorgnisgefühl mit, das die Entwicklung von Bewegungen und Achtsamkeit hemmen kann. Hier gilt es, das Vertrauen innerhalb der Gruppe zu stärken und einen Austausch durch das Ansprechen der Thematik zu ermöglichen. Die Teilnehmenden sollen realisieren, dass sie nicht allein mit ihren Aufgaben sind und dass das Teilen ihrer Sorgen eine Erleichterung und Befreiung sein kann. Jede/r hat seinen/ihren eigenen Rhythmus, sich zu öffnen, und es ist wichtig, allen Teilnehmenden den entsprechenden Raum und eine angemessene Zeit dafür zu geben.

5.2.3 Körperliche Einschränkungen

Die Sicherheit und körperliche Unversehrtheit aller Teilnehmenden haben höchste Priorität. Neben den psychischen Aspekten spielen daher auch körperliche Voraussetzungen eine wesentliche Rolle bei der Gestaltung des Übungsprogramms. Als ÜbungsleiterIn ist es deine Aufgabe, die Teilnehmenden für ihre eigenen körperlichen Grenzen zu sensibilisieren – nicht ein Maximum an Leistung zählt, sondern das individuelle Wohlergehen und die persönliche Entwicklung jedes Teilnehmenden.

Altersabhängige Beeinträchtigungen der Sinneswahrnehmung oder verlangsamte Reaktionsfähigkeit sollten daher Beachtung in der Wahl von Übungen und deren Inhalten finden. Zudem kann es Vorerkrankungen geben, die es zu erfragen gilt, um eventuell individuelle Anpassungen vorzunehmen. Zur Bestimmung der Übungsintensität könnten physiologisch Parameter wie Blutdruck und Herzrate beachtet werden [69]. Ebenso kann die Sturzgefahr durch verlangsamte Reaktionen oder körperliche Einschränkungen erhöht sein. All dies gilt es, bei der Auswahl und Umsetzung der Übungen zu bedenken.

5.3 Was tun, damit REMIND gelingt?

Jeder Mensch ist einzigartig und hat seinen ganz eigenen Rhythmus. Dies zu erkennen, ist für den Übungserfolg des *REMIND*-Programms sehr wichtig. Es ist ganz normal, dass einzelne Übungen nicht sofort gelingen und die Teilnehmenden Zeit brauchen, sich an die vielfältigen neuen Herausforderungen zu gewöhnen. Es benötigt bisweilen eben mehrere Anläufe, gezielte Hilfestellungen genauso wie Freiraum für Individualität und Kreativität oder auch einfach ein herzliches gemeinsames Lachen! Lachen aktiviert das Zwerchfell, ist daher gut für unser Herz und schüttet Glückshormone (sog. Endorphine) aus. Diese heben die Stimmung und steigern das Wohlbefinden, was die Ausschüttung des Stresshormons Adrenalin wiederum senkt.

Im *REMIND*-Programm geht es im Wesentlichen darum, die Selbstwirksamkeit der Teilnehmenden zu stärken und sie damit zu befähigen, aus eigener Kraft etwas für sich und ihre Gesundheit zu tun. Positive Gefühle und Selbstvertrauen sollen etabliert werden, sei es körperlich, emotional oder sozial. Diese Veränderungen sollen schließlich über den geschützten Raum des Programms hinaus in den Alltag getragen und wirksam werden.

Hier hast du Platz für eigene Gedanken, offene Fragen und persönliche Notizen:

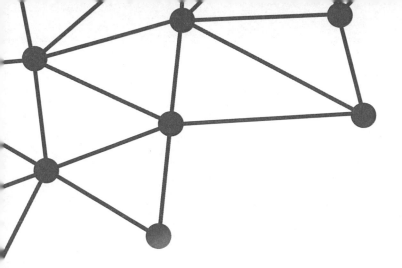

Kapitel 6

Glossar

affektiv	das Gefühls- und Gemütsleben betreffend
Cabeceo	eine leichte seitliche Kopfbewegung in Richtung der Person, mit der man tanzen möchte
DMT, Dance Movement Therapy	weltweit benutzte Abkürzung für die Tanz- und Bewegungstherapie
DZNE, Deutsches Zentrum für Neurodegenerative Erkrankungen	ein weltweit führendes, international ausgerichtetes Forschungszentrum, das sich der Entdeckung neuer Ansätze zur Prävention und Behandlung neurodegenerativer Erkrankungen verschrieben hat (www.dzne.de). Das DZNE ist Teil der Helmholtz-Gemeinschaft und eines der sechs exzellenten deutschen Gesundheitsforschungszentren.
Gancho	Spanisch für ‚Haken‘; eine/r der TänzerInnen umhakt mit seinem/ihrem Spielbein das Bein des/der PartnerIn; dies kann innen, außen oder in beide Richtungen erfolgen
Giro	Figur, bei der die *Mujer* sich um den *Hombre* dreht, wobei dieser sich um sich selbst dreht
Hombre	Spanisch für ‚Mann‘; Bezeichnung für die impulsgebende Rolle beim Tanzen
Homologmuster	Begriff aus der Tanztherapie, der obere Körperbereich (Arme) bewegt sich parallel und in Relation zum unteren Körperbereich (Beinen)

kognitiv	das Denken oder die mentalen Prozesse betreffend
kognitive Netzwerke	verschiedene Hirnregionen, die miteinander verknüpft sind und gemeinsam kognitive Prozesse steuern
Milonga	ein Wort mit zwei Bedeutungen: einerseits bezeichnet es den Ort, an dem man Tango tanzt; außerdem ist die Milonga eine musikalische Unterform des Tangos mit schnellerem Rhythmus, vergleichbar mit dem Tango Vals
Mirada	Blickwechsel zwischen den TänzerInnen, der das Interesse am gemeinsamen Tanz signalisiert. Wird die Mirada erwidert, so bestätigt man die Einladung mit einem Cabeceo.
Molinete	Spanisch für ‚Mühlrad‘; eine Figur, die im *Sistema Dinzel*© eine 360°-Drehung bedeutet
Mujer	Spanisch für ‚Frau‘; Bezeichnung für die komplementäre Rolle zum *Hombre*
neurodegenerative Erkrankungen, Demenz-Erkrankungen	sind Erkrankungen bei denen Zellen oder die Verbindungen zwischen Zellen im Gehirn durch verschiedene Ursachen absterben, je nach Fortschreiten entstehen Beeinträchtigungen in den verschiedensten Fertigkeiten, wie Gedächtnis, Kognition oder Motorik.
Ocho	Spanisch für ‚acht‘; bei der *Ocho* lädt der *Hombre* die *Mujer* mit einer Drehung seines Oberkörpers ein, mit zwei Schritten eine Acht auf den Boden zu malen. Mit einem Richtungswechsel des Körpers erfolgt der *Pivot*. Eine *Ocho* kann vorwärts (*Ocho adelante*) oder rückwärts (*Ocho atras*) getanzt werden.

Parada	vom spanischen *parar*: ‚anhalten‘; Unterbrechung des Bewegungsflusses des *Hombre* in stabiler Position, breitbeinig, mit dem Gewicht auf beiden Beinen, die Becken von Mujer und Hombre bilden dabei einen rechten Winkel
Paso básico	aus acht Schritten bestehende Grundstruktur, die als Ausgangspunkt bei den Übungen zum Erlernen des Tangos dient. Im *Sistema Dinzel*© wird sie grundsätzlich zerlegt, reduziert oder abgewandelt hinsichtlich der Richtungen, aber auch hinsichtlich Körperhaltung, Stellung und Rhythmus. Der *Paso básico* bleibt oft eine rein didaktische Struktur im Sinne einer Übung, die in der Milonga nicht umzusetzen ist. Dennoch ist er für den Tanz unverzichtbar. Aus seinen verschiedenen Segmenten entwickeln sich schließlich sämtliche möglichen Figuren.
Pivot	Fußtechnik, bei der der Fuß wie ein Drehzapfen mit dem Gewicht auf dem Fußballen dreht; Drehen auf der Stelle um die eigene Achse auf einem Fuß
Plastizität	Fähigkeit neuronaler Zellen, sich durch Nutzung zu verändern
Propriozeption	die Empfindung des eigenen Körpers und seiner Position im Raum, der Stellungen der Körperteile zueinander und deren Bewegungen
Resilienz	die Widerstandsfähigkeit einer Person gegenüber äußeren Einflussfaktoren, zum Beispiel neuronaler Degeneration

Salida	Spanisch für ‚Ausgang‘; einige verstehen unter *Salida básica* die acht Schritte des *Paso básico*; im *Sistema Dinzel©* ist es der erste Schritt am Beginn eines Tangos oder nach dem Abschluss einer Sequenz das „Weggehen“, um eine neue Bewegung zu kreieren. Die *Salida* kann rückwärts, seitwärts oder *americana* (beide gehen in die gleiche Richtung) getanzt werden.
Salutogenese	Ansatz in der Gesundheitsversorgung, bei der Gesundheitsziele erreicht und die Resilienz einer Person gesteigert werden soll. Dem gegenüber steht die Pathogenese, bei der Ursachen und Risiken von Krankheiten vermieden beziehungsweise bekämpft werden.
Sistema Dinzel©	Diese Tangolehre beinhaltet neben einem System der choreografischen Notation, das mehr als 3600 Tangofiguren schematisch erfasst, Studien zur Improvisation, zu pädagogischen Methoden und ist ein Netzwerk der Techniken und Theorien zum Erlernen und zur Verbreitung des *Tango Argentino*.
Spiegelneurone	spezifische Gehirnzellen, die beim Betrachten einer Bewegung die gleiche Aktivität zeigen wie bei der eigenen Ausführung der Bewegung
Vals	Dem Wiener Walzer entlehnter Tango im Dreiviertel-Takt, die schnellste, sehr fließende Sonderform im *Tango Argentino*.
zerebral	das Gehirn betreffend

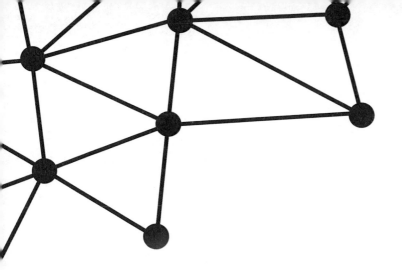

Kapitel 7

Danksagung
und Literatur

Danksagung

Wir möchten an dieser Stelle gern allen lieben Menschen danken, die uns in unserer Vision und Ambition unterstützen, dieses ganzheitlich-integrative Übungsprogramm für ältere Menschen zu entwickeln, um der Entwicklung von Demenzerkrankungen vorzubeugen und diese zu bekämpfen.

Der Ursprung dieser Arbeit liegt zum einen in Argentinien beim *Estudio Dinzel*. Besonderer Dank geht daher an die Gründer Rodolfo und Gloria Dinzel sowie ihren Sohn Eric Dinzel, die mit großer Leidenschaft die therapeutische Ausbildung zum *Sistema Dinzel*© vermittelten und damit einen wichtigen Grundstein des *REMIND*-Programms bilden. Ferner geht ein Dank an Gabriel Folqués Lázaro, Entwickler der *Tablas del Tango*, dessen Analysen zum Tango-Grundschritt wir im hiesigen Programm nutzen.

Bereits im Jahr 2018 erfolgte eine intensive Verknüpfung der tanz- und bewegungstherapeutischen Arbeit mit den Neurowissenschaften. In Frankreich entstand das Forschungsprojekt „*La Caravane de la mémoire*", in dem der Einfluss von Tango auf das Wohlbefinden von PatientInnen mit Alzheimer-Demenz untersucht wurde und das bei der Verwirklichung des *REMIND*-Programms als Impuls diente. Ein großer Dank soll hierbei an die Dokumentaristin Anne Bramard Blagny, die Neurowissenschaftlerin France Mourey sowie alle Mitwirkenden an der Caravane, wie Sylvana Justino, Thomas Pouchet, Lucia Bracco u. a., gehen.

Wir danken zudem herzlich Matteo Peterlini für seine wunderschönen und lehrreichen Illustrationen sowie Odile Podolski für ihre kompetente inhaltliche Zusammenarbeit und das großartige Einbringen ihrer fachlichen Expertise als Psychologin und Tanz- und Fitnesstrainerin. Unser Dank gilt ferner Vilana Cassing für das umfangreiche Lektorat, ihre wertvollen Ideen, die geduldige Organisation der Veröffentlichung und ihre Unterstützung bei der Ausgestaltung des Manuals.

Des Weiteren möchten wir ganz besonders unseren Familien, FreundInnen und KollegInnen für ihre soziale, emotionale wie auch fachliche Unterstützung danken. Ein gutes Umfeld ist sehr viel wert! Ein etwas eigenwilliger Dank geht an die Entschleunigung unserer Zeit, das Umdenken und die Umstrukturierung unserer

Aufgaben – durch die Corona-Pandemie verstärkt. Dadurch wurde nicht zuletzt die Umsetzung dieses längerfristigen Herzensprojekts vorangetrieben.

In großer Dankbarkeit möchten wir die finanzielle Förderung der Deutschen Demenzhilfe e.V. für unser Projekt erwähnen. Diese Zuwendung ermöglichte uns die Veröffentlichung dieses Manuals als Open-Access-Publikation (engl. für ‚offener Zugang‘). Damit steht unser Buch den Lesern frei zur Verfügung.

Wir hoffen sehr, dass unser *REMIND*-Programm begeisterte AnhängerInnen findet, die es anwenden und praktizieren werden, um ein gesundes Altern von Körper, Gehirn und Geist aktiv zu fördern. Dafür danken wir unserer interessierten Leserschaft sowie den zukünftigen ÜbungsleiterInnen und Teilnehmenden des Programms.

Die Autorinnen –
Angela Nicotra, Theresa Köbe und Miranka Wirth

Im August, 2022

Literatur

1. Nicotra, A. und Dinzel, R. (2015). Im Kontakt mit der Realität: Tango und Tanztherapie DMT: Gespräche mit Rodolfo Dinzel. Logos Verlag: Berlin.

2. Wirth, M. et al. (2014). Neuroprotective pathways: lifestyle activity, brain pathology, and cognition in cognitively normal older adults. Neurobiology of Aging. 35 (8), 1873–1882.

3. Wirth, M. et al. (2014). Gene-environment interactions: lifetime cognitive activity, APOE genotype, and beta-amyloid burden. Journal of Neuroscience. 34 (25), 8612–8617.

4. Benson, G. et al. (2018). Functional connectivity in cognitive control networks mitigates the impact of white matter lesions in the elderly. Alzheimer's Research & Therapy. 10 (1), 109.

5. Köbe, T. et al. (2016). Vitamin B-12 concentration, memory performance, and hippocampal structure in patients with mild cognitive impairment. The American Journal of Clinical Nutrition. 103 (4), 1045–1054.

6. Köbe, T. et al. (2017). Impact of Resveratrol on Glucose Control, Hippocampal Structure and Connectivity, and Memory Performance in Patients with Mild Cognitive Impairment. Frontiers in Neuroscience. 11, 105.

7. Hochschule-Heidelberg (zitiert am 28.01.2022). Dance Movement Therapy (M. A.). https://www.hochschule-heidelberg.de/en/academics/masterstudium/dance-movement-therapy/.

8. American-Dance-Therapy-Association (zitiert am 28.01.2022). What is Dance/Movement Therapy? https://adta.memberclicks.net/what-is-dance-movement-therapy.

9. Dinzel, G. und Dinzel, R. (1997). El Tango, una danza: sistema Dinzel de notación coreográfica. Corregidor: Buenos Aires.

10. Dinzel, G. und Dinzel, R. (2012). El tango una danza: la improvisación. Corregidor: Buenos Aires.

11. Dinzel, R. und Dinzel, G. (1999). El tango, una danza: esa ansiosa búsqueda de la libertad. Corregidor: Buenos Aires.

12. Deutsche Alzheimer Gesellschaft e. V. (2015). Die Häufigkeit von Demenz-erkrankungen. Informationsblatt 1.

13. Seeberg, G. (2014). Krankheitskosten, gesundheitsbezogene Lebensqualität und Versorgungssituation bei Patienten mit kognitiven Defiziten. Dissertation. Klinik für Neurologie Marburg: Philipps-Universität Marburg.

14. Norton, S. et al. (2014). Potential for primary prevention of Alzheimer's disease: an analysis of population-based data. Lancet Neurology. 13 (8), 788–794.

15. Kivipelto, M., Mangialasche, F. und Ngandu, T. (2018). Lifestyle interventions to prevent cognitive impairment, dementia and Alzheimer disease. Nature Reviews Neurology. 14 (11), 653–666.

16. Erickson, K. I. et al. (2011). Exercise training increases size of hippocampus and improves memory. Proceedings of the National Academy of Sciences of the USA. 108 (7), 3017–3022.

17. Marchant, N. L. et al. (2021). Effects of a Mindfulness-Based Intervention versus Health Self-Management on Subclinical Anxiety in Older Adults with Subjective Cognitive Decline: The SCD-Well Randomized Superiority Trial. Psychotherapy and Psychosomatics. 90 (5), 341–350.

18. Köbe, T. et al. (2016). Combined omega-3 fatty acids, aerobic exercise and cognitive stimulation prevents decline in gray matter volume of the frontal, parietal and cingulate cortex in patients with mild cognitive impairment. Neuroimage. 131, 226–238.

19. Fancourt, D. und Finn, S. (2019). What is the evidence on the role of the arts in improving health and well-being? A scoping review. Kopenhagen: WHO Regional Office for Europe.

20. Verghese, J. et al. (2003). Leisure activities and the risk of dementia in the elderly. The New England Journal of Medicine. 348 (25), 2508–2516.

21. Rehfeld, K. et al. (2017). Dancing or Fitness Sport? The Effects of Two Training Programs on Hippocampal Plasticity and Balance Abilities in Healthy Seniors. Frontiers in Human Neuroscience. 11 (305).

22. Roman-Caballero, R. et al. (2018). Musical practice as an enhancer of cognitive function in healthy aging – A systematic review and meta-analysis. PLoS One. 13 (11), e0207957.

23. Berk, L. (2019). Mindfulness and aging: Exploring mechanisms and interventions. Maastricht University.

24. Kempermann, G., Kuhn, H. G. und Gage, F. H. (1997). More hippocampal neurons in adult mice living in an enriched environment. Nature. 386, 493.

25. Kempermann, G. (2019). Environmental enrichment, new neurons and the neurobiology of individuality. Nature Reviews Neuroscience. 20 (4), 235–245.

26. Bundesministerium für Familie, Senioren, Frauen und Jugend und Bundesministerium für Gesundheit (2021). Nationale Demenzstrategie.

27. Livingston, G. et al. (2020). Dementia prevention, intervention, and care: 2020 report of the Lancet Commission. Lancet.

28. Goldman, J. S. et al. (2011). Genetic counseling and testing for Alzheimer disease: joint practice guidelines of the American College of Medical Genetics and the National Society of Genetic Counselors. Genetics in Medicine. 13 (6), 597–605.

29. Jessen, F. et al. (2020). The characterisation of subjective cognitive decline. Lancet Neurology. 19 (3), 271–278.

30. Norton, M. C. et al. (2010). Greater risk of dementia when spouse has dementia? The Cache County study. Journal of the American Geriatrics Society. 58 (5), 895–900.

31. Koch, S. C. et al. (2019). Effects of Dance Movement Therapy and Dance on Health-Related Psychological Outcomes. A Meta-Analysis Update. Frontiers in Psychology. 10, 1806.

32. Koch, S. et al. (2014). Effects of dance movement therapy and dance on health-related psychological outcomes: A meta-analysis. The Arts in Psychotherapy. 41 (1), 46–64.

33. Thomas, D. C. (1994). Foundations of dance/movement therapy: The life and work of Marian Chace. American Journal of Dance Therapy. 16 (2), 127–131.

34. McGarry, L. M. und Russo, F. A. (2011). Mirroring in Dance/Movement Therapy: Potential mechanisms behind empathy enhancement. The Arts in Psychotherapy. 38 (3), 178–184.

35. Feniger-Schaal, R. et al. (2018). The Body Speaks: Using the Mirror Game to Link Attachment and Non-verbal Behavior. Frontiers Psychology. 9 1560.

36. Zhang, J. G. et al. (2008). Postural stability and physical performance in social dancers. Gait Posture. 27 (4), 697–701.

37. Kattenstroth, J.-C. et al. (2013). Six months of dance intervention enhances postural, sensorimotor, and cognitive performance in elderly without affecting cardio-respiratory functions. Frontiers in Aging Neuroscience. 5 (5).

38. Rehfeld, K., et al. (2017). Dancing or Fitness Sport? The Effects of Two Training Programs on Hippocampal Plasticity and Balance Abilities in Healthy Seniors. Frontiers in Human Neuroscience. 11, 305.

39. Douka, S. et al. (2019). Traditional Dance Improves the Physical Fitness and Well-Being of the Elderly. Frontiers in Aging Neuroscience. 11, 75.

40. Pfeifer, K. et al. (zitiert am 27.01.2021). Nationale Empfehlungen für Bewegung und Bewegungsförderung. https://www.bundesgesundheitsministerium.de/fileadmin/Dateien/3_Downloads/B/Bewegung/Nationale-Empfehlungen-fuer-Bewegung-und-Bewegungsfoerderung-2016.pdf.

41. van den Elzen, N. et al. (2019). The Power of Music: Enhancing Muscle Strength in Older People. Healthcare (Basel). 7 (3), 82.

42. Hänsel, F. et al. (2016). Sportpsychologie, Springer-Lehrbuch. Springer: Berlin, Heidelberg.

43. Doi, T. et al. (2017). Effects of Cognitive Leisure Activity on Cognition in Mild Cognitive Impairment: Results of a Randomized Controlled Trial. Journal of the American Medical Directors Association. 18 (8), 686–691.

44. Hewston, P. et al. (2021). Effects of dance on cognitive function in older adults: a systematic review and meta-analysis. Age and Ageing. 50 (4), 1084–1092.

45. Chan, J. S. Y. et al. (2020). The effectiveness of dance interventions on cognition in patients with mild cognitive impairment: A meta-analysis of randomized controlled trials. Neuroscience & Biobehavioral Reviews. 118, 80–88.

46. Balbim, G. M. et al. (2021). The Impact of the BAILAMOS™ Dance Program on Brain Functional Connectivity and Cognition in Older Latino Adults: A Pilot Study. Journal of Cognitive Enhancement. 5 (1), 1–14.

47. Burzynska, A. Z. et al. (2017). White Matter Integrity Declined Over 6-Months, but Dance Intervention Improved Integrity of the Fornix of Older Adults. Frontiers in Aging Neuroscience. 9, 59.

48. Särkämö, T. (2018). Music for the ageing brain: Cognitive, emotional, social, and neural benefits of musical leisure activities in stroke and dementia. Dementia (London). 17 (6), 670–685.

49. Sihvonen, A. J. et al. (2017). Music-based interventions in neurological rehabilitation. Lancet Neurology. 16 (8), 648–660.

50. Koelsch, S. (2014). Brain correlates of music-evoked emotions. Nature Reviews Neuroscience. 15 (3), 170–180.

51. Goschke, T. und Dreisbach, G. (2011). Kognitiv-affektive Neurowissenschaft: Emotionale Modulation des Erinnerns, Entscheidens und Handelns, in: H.-U. Wittchen und J. Hoyer (Hrsg.), Klinische Psychologie & Psychotherapie (S. 129–168). Springer: Berlin, Heidelberg.

52. Ekman, P. und Cordaro, D. (2011). What is Meant by Calling Emotions Basic. Emotion Review. 3 (4), 364–370.

53. Rohrer, J. M. et al. (2018). Successfully Striving for Happiness: Socially Engaged Pursuits Predict Increases in Life Satisfaction. Psychological Science. 29 (8), 1291–1298.

54. Rutan, J. S. und Stone, W. N. (2001). Psychodynamic group psychotherapy, 3. Aufl. Guilford Press: New York.

55. Yalom, I. D. (1985). The theory and practice of group psychotherapy. Basic Books: New York.

56. Bender, S. (2007). Die psychophysische Bedeutung der Bewegung – Ein Handbuch der Laban Bewegungsanalyse und des Kestenberg Movement Profiles. Logos: Berlin.

57. Kestenberg Amighi, J., Loman, S. und Lewis, P. (1999). The Meaning of Movement: Developmental and Clinical Perspectives of the Kestenberg Movement Profile. Gordon and Breach: Amsterdam.

58. Halprin, A. (2000). Tanz, Ausdruck und Heilung: Wege zur Gesundheit durch Bewegung, Bilderleben und kreativen Umgang mit Gefühlen. Synthesis: Essen.

59. Wittmann, G., Schorn, U. und Land, R. (2009). Anna Halprin: Tanz – Prozesse – Gestalten. Kieser.

60. Adler, J. (2002). Offering from the Conscious Body: The Discipline of Authentic Movement. Inner Traditions/Bear.

61. Willke, E., Hölter, G. und Petzold, H. G. (1991). Tanztherapie – Theorie und Praxis: ein Handbuch. Junfermann: Paderborn.

62. Bräuninger, I. (2014). Specific dance movement therapy interventions – Which are successful? An intervention and correlation study. The Arts in Psychotherapy. 41 (5), 445–457.

63. Meekums, B. (2002). Dance Movement Therapy: A Creative Psychotherapeutic Approach. SAGE Publications Ltd: London.

64. Shafir, T., Tsachor, R. P. und Welch, K. B. (2015). Emotion Regulation through Movement: Unique Sets of Movement Characteristics are Associated with and Enhance Basic Emotions. Frontiers in Psychology. 6, 2030.

65. Kennedy, A. (2010). Bewegtes Wissen: Laban/Bartenieff-Bewegungsstudien verstehen und erleben (German Edition). Logos: Berlin.

66. Govoni, R. M. (2004). Introduzione all'analisi del movimento, Danza Movimento Terapia: Rom.

67. Hackney, P. (1999). Making Connections: Total Body Integration Through Bartenieff Fundamentals. Routledge: London.

68. Wampold, B. E. und Imel, Z. E. (2015). The Great Psychotherapy Debate: The Evidence for What Makes Psychotherapy Work. Taylor & Francis: London.

69. Dickhuth, H.-H. und Löllgen, H. (1996). Trainingsberatung für Sporttreibende. Deutsches Ärzteblatt International. 93 (18), A-1192.

Weiterführende Literatur

Bauer, Joachim: Warum ich fühle, was du fühlst. Intuitive Kommunikation und das Geheimnis der Spiegelneurone, München 2006

Biewer, Benno: Umarmungen im Argentinischen Tango. Merkmale, Funktionen, Erlebnisweisen und Diskurse, Berlin 2010

Brinkmann, Stephan: Bewegung erinnern. Gedächtnisformen im Tanz, Bielefeld 2012

Craig, A. D.: Interoception: the sense of the physiological condition of the body, in: Current Opinion in Neurobiology, Heft 13, S. 500–505, New York 2003, http://www.journals.elsevier.com/ current-opinion-in-neurobiology/

Dinzel, Rodolfo: El Tango: Una Danza. Esa Ansiosa Búsqueda de la Libertad, Buenos Aires 2008

Dinzel, Rodolfo und Dinzel, Gloria: Tango. Eine heftige Sehnsucht nach Freiheit, Stuttgart 1999

Dinzel, Rodolfo und Dinzel, Gloria: El Tango: Una Danza. *Sistema Dinzel* de Notación Coreográfica, Buenos Aires 2011

Eibl-Eibesfeldt, Irenäus: Amore e Odio. Per una storia naturale dei comportamenti elementari, Milano 1971 (deutsches Original: Liebe und Hass: Zur Naturgeschichte elementarer Verhaltensweisen, München 1970)

Hackney, Madeleine E.; Kantorovich, Svetlana.; Levin, Rebecca und Earhart, Gammon M.: Effects of Tango on Functional Mobility in Parkinson's Disease: A Preliminary Study, in: Journal of Neurological Physical Therapy, Jahrgang 31, S. 173–179, St. Louis 2007, http://journals.lww.com/jnpt/

Hackney, Madeleine E. und Earhart, Gammon M.: Effects of Dance on Movement Control in Parkinson's Disease: A Comparison of Argentine Tango and American Ballroom, in: Journal of Rehabilitation Medicine, Jahrgang 41, S. 475–481, St. Louis 2009, http://medicaljournals.se/jrm/

Hackney, Madeleine E. und Earhart, Gammon M.: Effects of Dance on Gait and Balance in Parkinson's Disease: A Comparison of Partnered and Non-Partnered

Dance Movement, in: Neurorehabilitation and Neural Repair, Jahrgang 24, S. 384–392, St. Louis 2010, http://nnr.sagepub.com/

Haller, Melanie: Abstimmung in Bewegung. Intersubjektivität im *Tango Argentino*, Bielefeld 2013

Hess, Remi: Le Tango, Paris 1996

Hess, Remi: Le moment tango, Paris 1997

Hess, Remi: Les tangomaniaques, Anthropos, Paris 1999

Hirtz, Peter: Koordinative Fähigkeiten im Schulsport, Berlin 1985

Klein, Petra: Tanztherapie: Ein Weg zum Ganzheitlichen Sein, München 1993

Kestenberg Amighi, Janet: The meaning of Movement, Amsterdam 1999

Koch, Liz: The psoas Book, Felton 2012

Lavalle Cobo, Ignacio: Tango. Una danza interior, Buenos Aires 2007

Lavalle Cobo, Ignacio und Peri, Monica: PsicoTango. Danza como Terapia, Buenos Aires 2010

Meck, W. H.: Application of a mode-control model of temporal integration to counting and timing behavior, in: Bradshaw, C. M. und Szabadi, E. (Hrsg.): Time and Behaviour: Psychological and Neurobehavioural Analyses, Amsterdam 1997, S. 133–184

Meck, Warren H.: Modality-specific circadian rhythmicities influence mechanisms of attention and memory for interval timing, in: Learning and Motivation, Jahrgang 22, 1991, S. 153–179, http://www.sciencedirect.com/science/article/pii/002396909190021Y

Meck, Warren H.: Neuropharmacology of timing and time perception, in: Cognitive Brain Research, Jahrgang 3, 1996, S. 227–242, http://www.sciencedirect.com/science/article/pii/0926641096000092

Miller, Beth: Tango improves balance, mobility in patients with Parkinson's disease, in: Washington University in St. Louis, Newsroom, 2008, http://news.wustl.edu/news/Pages/10927.aspx

Nicotra, Angela: Tango: Tanz der Verbindung, in: Zeitschrift für Tanztherapie, Körperpsychotherapie und Kreativtherapie, Jahrgang 18, Köln 2011, S. 24–30

Olsen, Andrea und McHose, Caryn: Körpergeschichten. Das Abenteuer der Körpererfahrung, Kirchzarten 1991

Rizzolatti Giacomo und Vozza, Lisa: Nella mente degli altri. Neuroni specchio e comportamento sociale, Bologna 2007

Romer, George: Choreographie der haltenden Umwelt, in: Hörmann, Karl (Hrsg.): Tanztherapie. Beiträge zur Angewandten Tanzpsychologie, Göttingen 1993

Sachs, Oliver: Musicofilia. Racconti sulla musica e il cervello, Milano 2008

Pinniger, Rosa; Brown, Rhonda F.; Thorsteinsson, Einar B. und McKinley, Patricia: Argentine tango dance compared to mindfulness meditation and a waitinglist control: A randomised trial for treating depression, in: Complementary Therapies in Medicine, Jahrgang 20, 2012, S. 377–384, http://www.complementary-therapiesinmedicine.com/article/S0965-2299(12)00089-1/abstract

Sartori, Ralf und Steidl, Petra: Tango – Die einende Kraft des tanzenden Eros, München 1999

Stern, Daniel N.: Tagebuch eines Babys, München 1991

Tecchiati, Federica I.: Il Tango è una possibilità infinita, in dies. (Hrsg.): La danza della relazione, Trento 2010

Woodley, Karen und Sotelano, Martin: Tango Therapy 2, Research and Practice, Wales/UK 2010